統合失調症患者を支えて生きる家族たち

著
渡部和成

星和書店

Seiwa Shoten Publishers

2-5 Kamitakaido 1-Chome
Suginamiku Tokyo 168-0074, Japan

Families Living with Supporting Their Schizophrenic Patients

by
Kazushige Watabe, M.D., Ph.D.

はじめに

私は、十年来、統合失調症患者さんを持つご家族に対して、統合失調症の最新の知識を得て正しい治療法を理解してもらって、患者さんの病からの回復における家族の役割を分かっていただくために、教材を用いて勉強する形式の家族心理教育と、特に教材を使用せず話し合う形式の家族会を主宰し、継続して行っています。家族心理教育や家族会に参加するご家族の持つ患者さんには、入院中の方がいたり、通院中の方がいたり、医療に十分には乗っていない方がいたりと、様々です。私の家族心理教育と家族会は、すべてのご家族にオープンになっていますから、統合失調症の患者さんを持って悩んでいるご家族であれば、どんな患者さんのご家族でも自由に参加できます。

ご家族が家族心理教育に参加し勉強して、統合失調症をよく理解し、患者さんとの付き合い方や統合失調症という病気への向き合い方がうまくなると、患者さんが統合失調症からの回復に向けて頑張れるようになります。ですから、私は、統合失調症治療の専門家として、家族心理教育と家族会に力を注いでおります。

私は、これまでに家族心理教育と家族会で、統合失調症患者さんを持つご家族にたくさん出会ってきました。その多くのご家族は、家族心理教育や家族会に参加する回数が増えるに従って、次第に穏やかで生き生きとした表情を見せるようになります。それに伴い、患者さんの病状は安定してきます。このように、ご家族のありようが、患者さんの回復に大きく影響するのです。

普通は、たとえご家族が家族心理教育で統合失調症について勉強したとしても、優しい心をはたらかせて患者さんに対処して、統合失調症に立ち向かうベストな方法を見つけ出すには時間がかかりますし、試行錯誤も必要となるだろうと思います。

それで、私は、家族心理教育や家族会に参加しているご家族の皆さんに、いつも、こう話すようにしています。「皆さんが、『ここ（家族心理教育や家族会）で知り合えた他の家族はうまく患者さんをサポートできているなあ』と感じたなら、その家族がしている統合失調症という病気の理解の仕方や患者さんへの対処法の『真似をする』ことが、手っ取り早く効果的に統合失調症治療での理解や対処ができるようになる方法です」と。

「真似をする」というのは、単なるテクニックではありません。真似をうまくできるようになったその時には、ご家族は、ただ単純に真似をしているのではなく、優しい心を患者さんにうまく向けられるようになっているだろうと思います。

本書で、私は、これまでに家族心理教育や家族会で出会った、素晴らしいご家族をたくさん紹介したいと思います。そして、全国の統合失調症の患者さんを持つご家族の皆さんに、本書をお読みいただき、紹介した家族の統合失調症治療での理解と対処の「真似」をぜひ行っていただくとともに、患者さんの統合失調症からの回復の援助をしていくなかで、ご家族自身が元気になるヒントと安心を得ていただきたいと思います。

なお、本書では、そのようなヒントとなる家族の対処や言葉で、ぜひ読者であるご家族の皆さんに参考にしていただきたい部分を青字で示しましたので、留意して読み進めてください。

目次

第3章　家族会で生き生きと話す明るい家族　19

第4章　外来診察室での家族の語り　79

第1章 統合失調症治療と家族

統合失調症は、一〇〇人に一人の割合で発症する稀《まれ》ではない脳の病気です。その病状では、幻覚・妄想・引きこもりなどの心の症状が目立ち、社会性の低下がみられます。ここで、統合失調症の病状の特徴を一言で表すとすると、それは**社会性の低下**です。この社会性の低下につながる主な症状は、実は、**認知機能障害**なのです。認知機能障害には、次のようなことが当てはまります。

- 注意・集中がうまくいかない
- 記憶力が低下している

- 判断がうまくできない
- 問題解決がうまくできない
- 物事をうまく遂行できない
- 計画できない
- 人間関係をうまく作れない

などです(14)。

ところで、統合失調症は、ドーパミンという脳内神経伝達物質の活性異常(低下や亢進《こうしん》)を基盤として、前頭葉《ぜんとうよう》・側頭葉《そくとうよう》・大脳辺縁系《だいのうへんえんけい》などの脳内部位での機能異常が生じている脳の病気であるとは分かっているものの、未だ根本的な原因が分かっていない病気です(6、8、14、17、18、21)。そういう状況ですので、現在でも統合失調症を根本的に治す薬はありません。したがって、統合失調症は、治療の道のりが長い慢性疾患だと言えます。

では、どうすれば、統合失調症の主な症状である認知機能障害を改善できるのでしょうか。

ここで、私が診ている患者さんの例を挙げて考えてみましょう。

患者さんは、初めは、病識がなく幻聴・幻視・妄想・意欲減退がひどいので外出できなくなり、読書も十分にできないようでした。しかし、**治療（薬物療法と心理社会的療法）と家族心理教育に参加しているご家族の援助**により、患者さんは、病識[6、8、14、17、18、20、21]（自分が統合失調症であるという患者さんの認識）ができ希望[21]を持てるようになりました。その後、患者さんは、繰り返し本を読むという努力を続けられるようになり、読書内容の理解がうまくできるようになりましたし、働く意欲も出てきました。その結果、資格試験にも合格し、就職の面接を受けて会社に採用され、会社での人間関係も良好にでき、働けるようになりました。

この患者さんは、認知機能障害をうまく改善でき、社会復帰につながった例であると言えるでしょう。この例から考えますと、統合失調症の認知機能障害を改善するには、患者さんが、認知機能障害を改善させる効果があるとされる新しい薬（第二世代抗精神病薬[11,14,17,19,21,22]）を飲み続けながら、病識を持てるようになる心理社会的療法を受け、統合失調症とその治療に対する理解のあるご家族にサポートされ、希望や目標を持ち続けられるようにしていくことが大事だ[21]、と言えるのだろうと思います。

そして、患者さんは、この例のような統合失調症から回復するための適切な治療を受けて、基本症状である社会性の低下をうまく改善していければ、患者さんのたった一回の大切な人生を台無しにしなくて済むでしょう。人生を台無しにするとは、具体的には、患者さんの個性を大事にして自分らしく生きることができていなかったり、社会参加できず家に閉じこもっていたり、回転ドア現象[6,8,14,17,18]と言われるように何度も何度も入院・退院を繰り返していたり、何年あるいは何十年という長期間、入院を継続してしまっていたりすることです。

ですから、統合失調症の適切な治療とは、患者さんの、**うまく病気と付き合い**

ながら日常生活を送り、**社会に参加**して、色々な人（ご家族、患者の仲間、医師、医療スタッフ、行政と福祉のスタッフなど）に**相談でき**、**人生を大事にして**生きていけるようになることを目標とする治療と言えるでしょう[18, 21]。決して、患者さんの目立つ症状である幻聴や妄想をなくしたり、患者さんの興奮・イライラをなくしたりすることを目標とするのは、適切な治療ではありません[14, 21]。

ところで、一般的に言って、人は自分の病気について納得できないと、積極的に病気の治療ができないものですが、統合失調症の患者さんは、自分が統合失調症であるという認識、いわゆる「病識」を持つことが大変難しいので、先ほどの治療目標をクリアするのは簡単ではありません。

しかし、たとえそうであっても、統合失調症の患者さんが、何とか病識を持って、症状を緩和するだけで根治させることができないという薬物療法の不十分さを補い、病気に打ち克つ力を身につけ、維持していくことが、治療では必要不可欠なこととなるでしょう[21]。

そのような病気に打ち克つ力は、患者さんが患者心理教育を受けて、病気を受

表1．私（著者）が行っている患者心理教育（「統合失調症に負けないぞ教室」）の内容

6回1クール；毎週火曜日15時30分～16時30分に開催。

五つのプログラム（表2参照）で行っている。

休みなく繰り返し実施している。

第1回　幻聴君と妄想さんを語る会①
第2回　幻聴教室
第3回　新しい集団精神療法
第4回　幻聴君と妄想さんを語る会②
第5回　栄養健康教室
第6回　フォーラムS

＊現在は東京の病院でのみ開催。

け入れ、病気を管理していくという治療姿勢やその技術を勉強することで、身につけることができます。私は、そのような患者心理[1,3,4,6-8,10,11,13-22]教育を「統合失調症に負けないぞ教室[18,21,22]」と命名して、入院か通院かや、主治医が誰かに関係なく、多くの患者さんに集まってもらって、集団精神療法として東京のO病院で行っています（表1、2）。

しかし、患者さんが患者心理教育で身につけた統合失調症に打ち克つ姿勢を長期間保っていくことは、患者さん一人だけでは難しく、

表2．私（著者）が行っている患者心理教育の五つのプログラム

・**幻聴君と妄想さんを語る会**：統合失調症の患者が、自分の体験（症状）と対処法を話しているビデオ（幻聴、妄想、暴力、自閉、回復がテーマ）を見た後、参加患者の意見や感想を述べ合う会。認知集団精神療法。感情レベルでの自然な病名告知となる。

・**幻聴教室**：冊子を用いて、幻聴を症状ではなく体験として受け止め、対処法を学ぶ会。認知集団精神療法。

・**新しい集団精神療法**：スライドを用いて、統合失調症の疾患理解・治療法・リハビリなどについて学ぶ会。治療の栞と治療戦略ノートを用いて、スライドで勉強したことを復習確認することも行う。

・**フォーラムS**：「幻聴君と妄想さんを語る会」に参加したことのある患者が集まり、精神症状と日常生活についてフリートークする会。話し合うテーマは、参加患者から募集しているので、毎回異なり、何になるかは会が始まるまでは分からない。

・**栄養健康教室**：スライドを用いて、肥満防止のための栄養摂取法と運動法について勉強する会。BMI、有酸素運動について学ぶ。

統合失調症を正しく理解したご家族に、患者さんが理解され、サポートされて初めて可能となります[18,21]。

ところで、社会性の回復をうまく行うには、どうしたらよいのでしょう。初めはなるべく小さな社会での回復を図り、その後、段々と社会の範囲を広げていくことが大切です。

一番小さな社会単位は家庭です。まず、家庭での患者さんの社会性の回復を図っていくことが、当然、統合失調症治療の基本となるでしょう[21]。

このように、統合失調症の治療においては、家族の役割が、大きくクローズアップされてくるだろうと思います。ご家族は、患者さんにとって最も身近にいる存在ですので、どうしても患者さんの妄想・攻撃の対象になってしまうところがあって悩むことが多いと思いますが、ご家族は、患者さんの病からの回復のためには最も大事な存在だと理解してください。統合失調症治療では、ご家族の患者さんへの関わり方（患者―家族関係）が非常に大事なものなのです。本書で、色々なご家族の患者さんとの上手な交わり方を見ていきましょう。

第2章 患者をうまく支える家族の真似をしよう

患者さんの統合失調症からの回復には、ご家族の力がどうしても必要です。

私は、統合失調症の患者さんを持つご家族に、患者さんの回復をうまく援助できる家族になってもらうことを目的として家族心理教育と家族会を行ってきています[2〜6、8〜10、12、14、15、17、18、20、21]。

私は、家族心理教育を「家族教室」という名称で、月二回開催の八回シリーズで実施しています。全八回に参加し家族教室を修了するには、最短でも四カ月かかります。家族教室は長丁場となりますが、参加者の皆さんは頑張って最後まで出ています。毎回、大体十五〜二十五人くらいの参加者がありますので、かなり大勢のご家族に参加してもらっていると言えます。家族教室では、三つの教材を用いて（表3）、ご家族に統合失調症とその治療についての知識を得てもらいながら、ご家族が、患者さんの統合失調症からの回復における家族の役割を理解できるように工夫しています。ちなみに、八回の家族教室の内容は次のようになっています。

- 第一回…統合失調症は脳の病気であり、前頭葉、側頭葉、大脳辺縁系などの機能異常から症状が現れること
- 第二回…統合失調症は、発症しやすさを生まれつき持っている人に過大なストレスをきっかけとして発症し、再発を繰り返しやすい病気であること
- 第三回…統合失調症の治療では、薬物療法、患者さんの努力（患者心理教育）、家族のサポート（家族心理教育）の三つが大切であること
- 第四回…統合失調症の薬物療法は、第二世代抗精神病薬を少量使い治療でき

表3．私（著者）が行っている家族心理教育（「家族教室」）の内容

8回1クール；第1・3水曜日15時30分～16時50分に開催。
3つの教材を使用して行っている。休みなく繰り返し実施している。

1. スライド『精神分裂病の家族心理教育カリキュラム』（クリストファーS. エイメンソン、星和書店）
   ①～⑥をそれぞれ第1回～第6回で行う
   ①脳の疾患
   ②原因と経過
   ③治療
   ④薬物療法
   ⑤リハビリテーション
   ⑥家族の役割
2. 幻覚の擬似体験（virtual hallucination；ヤンセンファーマ）（第7回）
3. 鎮静の擬似体験（virtual sedation；大塚製薬）（第8回）
   （2009年3月までは、『行動療法的家族指導』ビデオ、丸善）

＊現在は東京の病院でのみ開催。

るようになることが望ましいこと

- 第五回…統合失調症の治療では、リハビリテーションが大切であること
- 第六回…統合失調症の治療での家族の役割は大きく、lowEE が大切であること
- 第七回…家族が幻聴の擬似体験をすると、症状をうまく理解できること
- 第八回…薬の過鎮静は有害であること

また、家族会は、原則的には家族心理教育である家族教室を全回受けた人に参加してもらっている会で、家族心理教育で学んだことの復習と家族間交流ができるようになっています。私が主宰して、毎月一回エンドレスに実施していて、毎回二十五〜三十五人程度のご家族が参加しています（表4）。

私は、このような家族への取り組みを十年間続けています。その理由は、家族心理教育と家族会を実施することによって、精神科医が統合失調症患者さんを持つご家族にエンドレスに関わって指導していくことが、統合失調症を治療してい

表４．私（著者）が行っている家族会

患者心理教育を終えた家族を対象としている。

1. みすみ会

10 年間続いている。
私が勤務する名古屋のＳクリニックで、第３土曜日（14 時 30 分～ 15 時 30 分）に、月１回開催。エンドレスに実施している。
50 人程が登録し会員となっている。毎回、固定されてはいない 35 人程度の家族が参加している。
私の統合失調症治療に関する話と質疑・応答、家族間交流を目的としている。

2. 東京みすみ会

２年間行っている。

私が勤務する東京のＯ病院で、第２水曜日（15 時 30 分～ 16 時 45 分）に、月１回開催。エンドレスに実施している。
25 人程度の家族が参加している。
私の統合失調症治療に関する話と質疑・応答、家族間交流を目的としている。

くうえで最も大切であると、私は考えているからです[9]。

これまでの統合失調症の患者・家族心理教育の治療効果に関する私の研究から、次のようなことが分かっています[10,15]。

患者心理教育を受けた統合失調症の入院患者さんでは、患者さんの入院中に、そのご家族が家族心理教育に参加した場合の「患者さんの退院後の五年非再入院率」（退院後五年間再入院も通院中断もしない患者数の、退院患者総数に対する割合）は、ご家族が家族心理教育に参加しなかった場合のそれと較《くら》べて、非常に高いことが分かっています（五五％ 対 三二％）。

つまり、ご家族が患者さんの入院中に家族心理教育に参加した場合では、入院治療中に患者心理教育に参加した患者さんの非常に多くの方が、退院後五年間という長期にわたって再入院も通院中断もしないで、頑張って通院治療を続けられているということです。

この研究結果は、患者さんが患者心理教育に出て勉強したとしても、それだけでは十分ではなく、ご家族の統合失調症との向き合い方や患者さんに対する態度の在り方が適切であるかどうかが、患者さんの統合失調症からの回復に大きく影響するということを、データで明確に示していると言えます。このことから、統合失調症治療での家族心理教育の重要性がお分かりいただけるでしょう。

さらに付け加えておきたいことは、患者さんが患者心理教育に参加して病識を持てたとしても、その病識は、家族心理教育で身につけたご家族の患者さんへの適切なサポートがなければ、もろく崩れやすいものだということです[10、15、17、19、21]。

そして、たとえ参加したご家族の患者さんが患者心理教育を受けていなくても、患者さんの治療が軌道に乗っていなくても、あるいは、患者さんが全く医療につながっておらず、治療そのものが始まっていなくても、家族心理教育や家族会に参加してご家族の在り方が変わることは、患者さんの病状を良くすることに必ずつながると、私は思っています。どんな患者さんであろうと、ご家族が変われば患者さんも変わってくるものです[20、21]。

私は、これまでに家族心理教育と家族会で、たくさんのご家族に出会ってきました。そのご家族は、大抵、初めは不安やイライラでいっぱいの表情をしていますが、家族心理教育や家族会に参加する回数が増えるに従って、次第に穏やかで生き生きとした表情を見せてくれるようになります。それに伴い、患者さんの病状が変化し、改善したり安定したりしてくるようです。

こういう点から、家族心理教育と家族会での私の役目は、統合失調症を治療していく過程で患者さんに対するご家族の優しい心が働きやすくなるきっかけをご家族に提供することだと思っています。このことが、よく言われる家族の(注)エンパワメントということの本質だろうと思っています。

そして、家族心理教育や家族会での私は、ご家族が本来持っている心の力を高め、その心をうまく発揮できるようになるための、いわば「心の触媒」であろうと思っています。つまり、家族会では、ご家族が自分のことを素直に話し、他のご家族の話を素直に聴きながら、ご家族同士がお互いの良いところを真似たり真似られたりできるように、私は触媒として、ご家族の心をうまく引き出すようにしています。

この「真似る」ということが、家族会に参加したご家族に、最もしてもらいたいと思っていることなのです。

次の三つの章で、全国の統合失調症の患者さんを持つご家族に、ぜひ「真似」をしていただきたい多くの家族を紹介していきたいと思います。

本書では、ご家族が主人公ですから、患者さんの様子や治療については、あまり詳しくは触れておりません。ご家族の苦悩と喜びから、患者さんの病状の在りようや変化について感じ取っていただければと思います。また、ご家族や患者さんの個人情報保護に努めるため、事実の理解に大きく影響しない部分では少し改変がなされていることをご了解ください。

（注）エンパワメント：問題解決のために、家族が潜在的に持っている力を引き出すこと。

第3章 家族会で生き生きと話す明るい家族

私の家族会には、家族心理教育（平成十三年～二十一年は、名古屋で開催していました。その後の平成二十一年～二十三年現在は、東京の八王子で開催しています）に参加し終えたご家族に、継続して参加してもらっています。私の家族会は、名古屋では平成十三年から現在までの十年間、東京では平成二十一年から現在までの二年間、継続して開催しています（表4）。

参加しているご家族の患者さんには、医療にうまく乗れている人も、そうでない人もいます。私が現在勤務しているO病院（東京）またはSクリニック（名古屋）で治療（入院または通院）している人も、そうでない人もいます。私が主治医として治療している患者さんも、そうでない患者さんもいます。中には、私が主治医となって、東京のO病院で入院治療した後、引き続き名古屋のSクリニックで通院治療している患者さんもいます。

このように、参加家族の患者さんの現況はさまざまです。

東京の家族会には、現在、私が勤務するO病院がある東京都の八王子市を含む多摩地区のみならず、東京都二十三区、秋田県、山形県、茨城県、千葉県、埼玉県、神奈川県、山梨県、長野県、静岡県から、ご家族が熱心に参加しています（家族心理教育には、これらの都県のほかに群馬県、京都府、大阪府、兵庫県、岡山県、愛媛県からの参加もありました）。

また、名古屋の家族会には、現在、私が勤務するSクリニックがある名古屋市を含む愛知県、岐阜県、長野県、兵庫県のご家族が参加しています。

現在、毎月六十人ほど（東京で二十五人と、名古屋で三十五人）のご家族が、患者さんの回復を願い援助する力を高め維持しようと、全国から私のもとに熱意を持って集まって、一緒に頑張っています。

参加家族の内訳は、約七〇％が母親で約三〇％が父親ですが、わずかに兄弟姉妹という例もあります。参加家族の年齢は、三十代〜七十代です。月一回の参加だとはいえエンドレスに続くのですから、遠方から家族会に参加しているご家族は、さぞ大変だろうと思います。本当に頭が下がります。

さて、私が主宰する家族会では、ご家族が家族心理教育で学んだことの復習を兼ねて、まず私が、統合失調症の治療、家族の在り方、病からの回復に関わる大事なこと、家族として忘れないでほしいことをお話しししています。

それらは、たとえば、次のようなことです。

・教育―対処―相談モデル(18、19、21)：私が提唱している統合失調症治療のモデル。患者さんが患者心理教育を受け、病識を持ち病気を受け入れて、症状にうまく対処し病気を管理できれば、患者さんに自信がつき、患者さんのレジリエンス（抗病力や生きる力のこと）が高まります。その結果、患者さんが周囲の人にうまく相談できるようになれます。これが病から回復するということであり、患者さんがそのようになれることが治療目標であるとする考え方です。

- **レジリエンス**[14,17,18,19,21]：患者さんの抗病力、回復力、不変の精神、生きる力。自然治癒力に通じるもの。これを高めることが統合失調症治療で重要です。
- **LowEE 家族**[2,3,5,6,8,12,14,17,18,20,21]：家族のあるべき姿：統合失調症治療のキーワードのひとつ（本章の家族例2と3を参照）。
- **受容と共感**[14,17,18,20,21]：家族の患者に対する大事な態度で、lowEE の基盤を形成しています（本章の家族例3を参照）。
- **愛の距離**[14,15,17,18,20,21]：患者さんの調子が良い時も悪い時も、ご家族がいつも同じ距離から患者さんをサポートすること。
- **指示命令ではなく相談**[14,17,18,21]：何事も患者さんと相談して行っていくこと。
- **ご家族と患者さんとのコミュニケーション**[17,21]：患者さんが、ご家族と何気ない日常会話ができるような家庭になるとよいでしょう。
- **問題解決法**[14,17,18,21]：患者さんの日常行動に問題があれば、その解決策を患者さんとご家族が意見を出し合い相談して決めること。

・**問い掛けではなく声掛け**[21]：患者さんが症状に支配されているとき、患者さんに問い質《ただ》す声を掛けるのではなく、患者さんに現実に注意を向けさせるための誘いを掛ける、あるいは、提案する声を掛けること。

・**ノーマライゼーション**[1、6、8、10、14、15、17、18、21]：統合失調症患者さんが健常者と共に生活し生きること。統合失調症治療の目標を表す言葉。

・**第二世代抗精神病薬**[6、8、11、14、19、22]：現在八種類ある新しい統合失調症治療薬である抗精神病薬。

・**単剤少量療法**[6、8、11、17、18、21]：抗精神病薬が一種類だけの少量を処方して治療していく薬物療法。

・**薬の副作用**[6、8、11、14、17、21]：多いのは、鎮静、眠気、口渇《こうかつ》（口がかわくこと）、体重増加、[注]錐《すい》体外路症状《たいがいろしょうじょう》などです。

・**服薬アドヒアランス**[21、22]：症状が消えて病状が良くなっても病からの回復のため

（注）　錐体外路症状：アカシジア（ソワソワする）、パーキンソン症状（よだれが出る、ふるえる）、ジストニア（舌が出る、目が上へ行く）、ジスキネジア（口をモグモグする）がある。

に薬を飲み続けること。

- **病識**[1,6,8,11,13,14,16–22]：自分が統合失調症であるという患者さんの認識。
- **ピアサポート**[21]：同じ体験をした患者さんが、他の患者さんの回復を援助すること。
- **親亡き後**[17,18,21]：親が亡くなった後の患者さんの日常生活を心配すること。

など。

言わば統合失調症治療のキーワードと言えるものばかりです。その後、私が、参加家族からの質問に答えたり、ご家族の近況報告を聴いてコメントしたりしながら、同時に、ご家族間の意見交換もできるようにしています。

家族会では、少しでも多くのご家族に話をしてもらうようにしています。ご家族は、話すことによって、自分の心の整理や新たな自分の心の発見ができます。そして話を聴いているご家族も自分の心を振り返り、心の整理ができます。これによって、話すご家族も聴くご家族も肩の荷を少しでも下ろすことができ、元気になれます。

以下に、このような私の家族会で、生き生きと話をしている十五の素晴らしいご家族を紹介していきましょう。

1　患者と二人三脚で頑張っている家族

三十代の女性患者の母親

患者さんは、母親と二～四週間に一回、遠方から私のもとに通院しています。受診の際、いつも母親と患者さんは一緒に診察室に入り、二人ともメモを見ながら、かつメモを取りながら、私と話をしています。母親と患者さんは、診察時に二人で補い合いながら私に近況を報告し、私の助言を二人で確かめ合って理解しているようです。

この母親は、患者さんにとって、いわゆる監視されているようなストレスのも

ヒントとなる家族の対処や言葉を青字で示しました。参考にしてください。

となる存在ではなく、**回復への相棒**のような位置づけになっているのだろうと感じられます。

患者さんは、外来から患者心理教育に参加しました。そして、継続してリカバリー・パス[18, 21]（本来は、退院した患者さんの再入院防止・社会参加のために使用する退院後一年間のコミュニケーションツール。健康・日常生活・治療の三要素について、患者さんが、主体的に医療スタッフと相談しながら自己評価をする：表5）を毎回の診察の後にスタッフと付けています。

母親は、外来患者を持つ母親として**家族心理教育に参加**した後、**継続して家族会に出て**います。

家族会では、母親は、患者さんの**回復への努力を褒《ほ》め、二歩前進一歩後退の様子をありのままに話す**ことができています。

この患者さんは、大学二年生時に人混みでの緊張を体験して以来、引きこもってしまいました。

そのうちに、幻聴や被害妄想が出現し不安が強くなったため、Aクリニックを

表5．私（著者）が使用しているリカバリー・パスについて

①再入院を防ぎ、社会参加とQOLの向上を目指している通院患者をサポートするためのコミュニケーション用ツールである。

②患者が、自ら訪問看護師や外来医療スタッフと相談し評価するものである。

③評価期間は退院後1年間であり、「Ⅰ．再入院防止期」(3カ月)、「Ⅱ．社会参加初期」(3カ月)、「Ⅲ．社会参加維持期」(6カ月）の3期に分ける。

④健康（7項目）・日常生活（8項目）・治療（5項目）の3要素について、はい（0点）・まあまあ（1点）・いいえ（2点）で評価する。

⑤40点満点（20項目）で合計点数が減っていくことが良いとしている。

⑥患者が、薬（効果と副作用）についてチェックし、積極的に相談したいことを書くことにより、服薬アドヒアランスを高め、家族・主治医・医療スタッフとうまく相談できるようになることも目的のひとつとしている。

⑦患者に安心と信頼を得てもらい、ノーマライゼーションにつなげていくものである。

＊東京の病院でのみ使用している。

受診しました。しかし、当時患者さんは、統合失調症という病気を受け入れられず、あまり薬を飲めませんでした。

そして四年後、再び幻聴や妄想の症状が非常にひどくなったため、Bクリニックを受診しました。このときは薬を飲めたようで、薬物治療の効果が出て幻聴も和らぎ、人と接することができるようになりました。

しかし、患者さんは、緊張があり社会参加が十分にできないとの悩みを持ち続けていました。それで三年半後、私のもとへ転医してきました。その後は、現在まで二年間通院しており、最近は作業所(注)に通うことも始めています。

患者さんと母親は、**社会参加を急ぐあまり無理に前進しても緊張が増し、疲労して、幻聴や被害妄想が増悪するだけ**だということは、十分に分かっているようです。

患者さんは、病と闘う相棒である母親の患者さんの病状に対する評価を取り入れつつ、自分を客観的に観察して、無理のない自分の日々の行動計画を練って実行しています。頼もしい限りです。

これまで、患者さんが大きく調子を崩すことはありませんでしたし、これからも少ないだろうと思います。

今後も、患者さんと母親の二人三脚で、少しずつ回復へ向けて頑張っていってほしいと思います。

以下は、患者さんと母親の最近の診察室での発言です。

患者さん：「作業所は、人とつながっているのを実感できてうれしい。今週は少し無理をして作業所に行ったので、緊張して、不眠になって、妄想が出てしまった。関係づけてしまうのが良くない」

母親：「娘（患者さん）は、自分の状態を客観視できている。作業所で仲間に受け入れられたという安心感があるようだ。でも、無理はしないようにと

（注）作業所：多人数の患者さんが集まって、集団で作業（単純作業が多い）をすることで、社会生活能力の向上を図る通所施設。社会復帰へのステップとしては、デイケアより一段高いものであると言える。

話している」

患者さんと母親は、患者さんの前向きなことを評価し、同時に、患者さんが頑張りすぎてはいけないとの共通認識を持っています。患者さんは、母親に理解され支持されている安心感があるようです。そのため、患者さんは、今も幻聴や妄想があるのですが、うまく病気を管理できて回復に向けて毎日を頑張っていくことができています。

2 患者が安心と信頼を高めることができた家族

二十代の男性患者の両親

両親は、五年半前から私の家族心理教育に参加するようになり、その後の家族会にも現在まで継続して参加しています。

患者さんは、十年前、不眠・食欲不振でAクリニックに通院し始めました。しかし、一年後、「人の言うことがよく分からない」と訴え、母に甘えたり興奮して暴力を振るったりするようになりました。そのため、私が勤務する病院を受診し入院しました。

退院後は通院していましたが、翌年、拒薬・不眠・緘黙《かんもく》（注）・興奮・情動不安定で再入院しました。

入院後約二年が経過したころ、私が患者さんの主治医になりました。患者さんは、私から病名告知を受け、初めて自分の病気を知りました。そして、私に勧められて患者心理教育への参加を開始しました。その結果、患者さんは、患者心理教育で「病気なのは自分だけではない、自分も社会参加できるんだ」と感じることができて、退院の希望を持てるようになりました。その後、たった四カ月で退院していきました。

しかし、退院後は、不安定になるたびに、短期間ですが（三週間～二カ月：言

（注）緘黙：患者が、意識ははっきりしているのに、全く発語しない様子を言う。

わば緊急避難で、初回の二年半というような長期の入院ではありませんでした）三回再入院しました。

四年前からは、患者さんは、現在まで再入院することなく、私のもとに継続して通院しています。この間、患者さんは、幻聴や被害妄想が増悪し調子を崩したり、両親に暴力的になったりした時もありましたが、何とか両親に理解され支えられて、心配な状況を乗りきっています。

両親は、初めのうちは患者に対し批判的でhighEEでしたが、次第にlowEE[注]（①批判しない、②敵意を持たない、③感情的に巻き込まれすぎない、④褒める、⑤温かな家庭を作る、の五つがその特徴です[14、17、18、20、21]）になってきました。

それで、両親は家族会で

「（患者さんが）社会復帰を前向きに考えるようになった。表情が生き生きとしてきた」

「（自分たちは）勉強したおかげで上手に息子（患者さん）に接することができるようになった」

「息子は**波があっても何とかやれて**いる。この状況が続くと良い」

などと発言するようになりました。

両親は、「患者に**うまく接する**こと、患者を**褒める**こと、患者に**調子の好不調はあっても焦らず諦めず前向きに行く**こと」の重要性に気づいているようです。

最近も、両親は患者さんを連れずに診察室を訪れ、

「（患者さんが）イライラしている」

とか、

「（親に）暴力的になることがある」

と、私に報告することがありましたが、そんなときも、両親は**笑顔**で話していて、「薬を増やしてほしい」などと言うことはありませんでした。両親は、患者さんの**調子の悪い時があるのは仕方がない**ことなのだと、**ゆったり構える**ことが

（注）LowEE：EEとは英語のExpressed Emotionの略で、慢性疾患の患者を持つ家族の患者に対する感情表出のことを言う。EEの度合いが低いことをlowEEと言う。患者に対して批判的に接する家族などでは、EEの度合いが高いと判定される（highEE）。このように、家族はlowEEとhighEEとに分けられ、どちらの家族であるかが、家族が持つ患者の病の行く末に影響する。

できているようです。

そして、両親は、家族会で患者さんの近況を述べるとき、患者さんの**調子が良いことも悪いことも話して**いますが、いつも**笑顔で話せる**ようになっています。大したものです。

この両親の変化は、診察時の患者さんの言葉からも分かります。

患者さんは、「**家で安心**できている。家族の雰囲気が変わってきたので楽だ。(自分のことを家族に)**分かってもらえる**ようになっていると思う」と診察時に述べています。患者さんの**安心**と両親への**信頼**が増してきているように思います。

ごく最近のことですが、患者さんは、

「うまく(両親に)甘えられるようになった。よく相談できるようになった」と私に話していました。大事なことです。これが、患者さんの再入院を防ぎ、病からの回復につながります。

もう一つ、患者さんの素晴らしい言葉を聞きました。患者さんは、幻聴があり、両親に対し被害妄想的で、そのため以前はよく両親に怒っていたようです。ところが、最近の診察時に次のような発言をしました。

「(両親に対して) 怒らない方法で対処しようと思う。『自分の考え (実は妄想) と両親の考え (これが現実) が合わないのは、ただのすれ違いだ。しょうがない』と考えようと思う」

これは、患者さんが妄想にこだわらないで済む一つの方法でしょう。こだわらなければ、だんだんと妄想は小さくなっていくでしょう。

ご家族が変われば、患者さんも変化してきます。

3　視点を一八〇度変えた家族

三十代の女性患者の両親

両親は、私が主宰する家族心理教育と家族会に参加しています。患者さんは、

A病院で通院治療中の慢性（治療期間がすでに長期になっていること）の方です。しかし、患者さんは、親が注意しないと服薬できず、親が希望するようにはデイケアや作業所に出かけようとしないようです。両親は、このような患者さんの状態を歯がゆく思い、何とかこの状況を変える方法はないものかと、私の家族心理教育（「家族教室」）に参加し始めたようです。

両親は、「家族教室」で毎回のように発言していましたが、それはすべて患者さんの病識のなさや抑制の利かない行動などを非難するhighEEのものばかりでした（患者に批判的なhighEE家族では、患者の再発・再燃が多くなります。統合失調症からの回復のためには、患者を褒め、うまくサポートするlowEE家族であることが大切です）。

次の両親の言葉は、八回シリーズの「家族教室」の八回目に聞かれたものです。

母親は、

「十二年間になるが、日々悪戦苦闘しながら今日まで来てしまった。家族教室に出て、（患者が）良くならなければいけないというのではなく、諦めというか、

（患者の）**ありのままを受け入れ**なければならないと思うようになった。人から言われたのではなく、ここに来てようやく、そう思えるようになった。今までいろんな（患者に対する）不満を言ってきたが、自分（母親）に都合の良い考えばかりだったと思う。ここ（教室）で勉強して、長い道のりを越えてやっと（自分が）**病気を受け入れ**、患者に**寄り添って生きていく**ことが一番大切だと思うようになった」

と発言しました。

また、父親は、

「家族教室に参加して、ぼやっとだが分かってきたように思う。**自分**（父親）**が楽になれば患者も楽**になるんじゃないかと思う」

と発言しました。

母親は、**受容**（一〇〇％の愛。患者さんを無条件に受け入れること。患者さんの調子の良し悪しによって親の態度を変えず、いつも患者さんの言葉に耳を傾けサポートし続けること）と**共感**（親が、患者さんの立場に立って、物事・状況の理解をすること）の大事さと、**患者さんに寄り添い、患者さんの側から見た必要な援助をしていく**必要性について、心から理解できたのだろうと思います。

同時に、父親は、**親が焦らないでゆったり構えられれば、患者さんは安心**しうまく生きていけるようになるだろう、という考えにたどり着いたのだと思います。

つまり、「親は、親からの視点ではなく一八〇度変えた**患者からの視点で、病からの回復へのステップの困難さ**とそれを**克服する工夫を患者と一緒に考えていくべきだ**」と、両親は分かったのだろうと思います。両親は、今までご家族側から見たご家族のための考えを患者さんに押し付けてきたのであって、患者さんのための考えをしてこなかったと気づいたということです。

私は、この両親の素晴らしい**視点の変化**に驚くとともに、全国でこの両親のようなご家族が増えていくことを期待しています。

この患者さんは、視点を変えた信頼できる両親に支えられて、以前とは異なり、安心して自分の悩みを両親に打ち明け、相談できるようになって、その結果、前を向けるようになり、自立を目指して頑張っていけるようになることが期待できるだろうと思います。

4　心の余裕を取り戻し患者に寄り添えるようになった家族

二十代の女性患者の母親

患者である娘さんは私の勤務する病院でなくA病院に入院中の方です。私の家族心理教育と家族会は、私が勤務しているO病院・Sクリニックで治療している患者さんの家族だけでなく、統合失調症の患者さんを持つすべての家族に対しオープンになっています。ですから、私の家族心理教育と家族会にはこの母親のような参加者も大勢います。

この母親は、家族会で、

「この病院（私が勤務するO病院）に来る前は、（自分は）ただおろおろしているだけで、どのように娘（患者）と接したらよいか分からなかったし、また、不安でしょうがなかった。先が見えなくて半ば絶望していた。この病院を紹介してもらって、**家族心理教育に参加**したことで、**統合失調症治療の全体を見られる**ようになった。今は、**娘といる時を大切に過ごして**いきたいと思っている」

と話しました。

母親は、家族心理教育の効果として、

「統合失調症治療の全体像がつかめた」

と言っています。つまり、統合失調症はどんな病気なのか、治療法に何があるのか、どんな薬が効くのかなどが、分かって良かったというのではなく、**力まず焦らず諦めず自然体で**、患者さんに**寄り添って支えていく**ことが家族のあり方として大事だと分かったと、この母親は言っているのだろうと思います。すなわち、統合失調症という病気になった今も**健常であったときと同じように**、ご家族として**患者さんを愛し尊重して一緒に生きていこう**とすることが、統合失調症治療での家族のあり方の基本であると理解したのだろうと思います。

この母親のように、**統合失調症治療の全体像をつかむ**ようにしたいものです。

5 LowEEを日々実行できている家族

四十代の男性患者の母親

母親は、**家族心理教育**とその後の**家族会に継続して参加**しています。私は主治医として関わっていませんので、実際に患者さんを診たことはありません。

母親は、

「家族心理教育に出て、**家族はlowEEであることが大切**であることを学べたことが一番良かった」

と、いつも家族会で話しています。そして、母親は、家族会の席で、**患者さんの日々の頑張りをうまく褒める**ことができています。

患者さんは、十二年前に幻聴・妄想で発症しています。翌年、奇異な行動があり、私が勤務する病院を受診し六カ月間入院し治療しました。その後は、毎年初夏のころに調子を崩すという傾向がありました。今から二年前の初夏、患者さんは、外に出られず滅裂《めつれつ》で落ち着かなくなったため、二度目の入院（三カ月）をしました。退院後、患者さんは、規則的に通院し外来作業療法にも通っています。さらに、病院の行事にも楽しんで参加することもできています。

母親は、最近の家族会で

「**毎日、lowEEを心掛け**て、**どんなに小さなことでも**息子（患者さん）が**できたことを褒める**ようにしている。おかげで、息子は二年間再入院せずに済んでいる」

とか、

「先生（私）が言うように、息子には**静かにゆっくり話す**ようにしている。ゆっくり話せば、**自分は落ち着けるし、イライラしている息子も落ち着いてくる**」

と笑顔で話しています。

私が最も家族に伝えたいこと（「**家族はlowEEになろう**」）を、この母親は、毎回の家族会で言ってくれています。有難いことです。

ちなみに、統合失調症治療で最も大切なことは、「**治療の根幹は、患者は病識**

を持ちレジリエンスを高め、家族はlowEEになることである」ということを理解することです。

6　両親がlowEEを守れるように互いに注意し合っている家族

二十代の女性患者の両親

患者さんは、遠方のA病院に長年通院していましたが、最近、ようやく統合失調症の病名告知を受けたそうです。告知をされたときにすぐ、両親は、A病院に通院させながら、患者さんを私の患者心理教育に参加させ、自分たちは、家族心理教育に参加することを決めました。両親は、家族心理教育に参加し、家族心理教育が終わった後も揃って家族会に継続して参加しています。患者さんも、全六回中の三回だけでしたが、遠方から患者心理教育に参加しました。

ある家族会で、両親は、

「娘（患者さん）の様子に、以前ならイラついて文句を言う場面であっても、今は家族心理教育で勉強したので『lowEEだよ。lowEEだよ』と（両親が）お互いに言い合い注意し合って、娘に厳しく対応しないように心掛けている。そうしたら、以前はなかったことだが、最近は、娘から、『美容院に一緒に行ってほしい』と言ってきて、化粧もしっかりするようになった。娘は、明るくなって、身だしなみもしっかりしていて、どこが病気なのかとさえ思えるようになってきた」

と話しました。

両親が、患者さんにうまく対応できるようになったことから、患者さんも両親にうまく相談でき、患者さんは、レジリエンスが高まってきて、身だしなみにも注意が向くようになったのだろうと思います。

7 再入院の不安を乗り越え患者をうまく見守っている家族

三十代の男性患者の母親

母親は、二度決心をしています。一度目は、Y病院で私に主治医を交代したときで、二度目は、私がY病院からSクリニックへ転勤したときです。

母親は、私が主宰する家族心理教育に参加し、ぜひ私に主治医になってほしいと思ったのでしょう。長年診てもらっていた医師がいて、患者さんは通院できていましたが、私への主治医交代を母親が希望しました。

その時の患者さんの症状は、決して安定したものではなく、いつ再入院になってもおかしくないと思わせるものでした。

このように、母親が一度目の決心をしたとき、すなわち私に外来で診てもらうことを決めたときの患者さんは、再入院の不安が大きい状況にありました。

さらに、母親が二度目の決心をしたのは、私が転勤したSクリニックに患者さんを転院させ継続して私のもとに通院させることを決めたときです。

私が転勤したSクリニックには病床はないので入院治療をできません。そして患者さんはこれまでに三度の入院歴があり不安定でした。つまり母親は、簡単には再入院できないことを覚悟したうえで、私に付いていくことを決めなければいけませんでした。

母親の二度の決心の時は、共に患者さんの病状と将来に関する不安が大きい状況だったのです。

しかし、患者さんの回復を願う母親は、自身の心に後押しされて、そのような大きな不安を乗り越えたのでしょう。

母親は、五年間ずっと、四週間に一度の外来診察に患者さんに付いてくる以外に、診察と次の診察の間の真ん中、つまり診察後の二週間目ごとに、自分だけで状況報告と相談のために外来にずっと来ています。つまり、母親は、患者さんの二倍、私の外来に来ていることになります。さらに、家族会にも八年間継続して参加しています。

患者さんは、十三年前に幻聴で発症し、翌年、Aクリニックを受診しました。四カ月後、B病院に入院（二カ月間）しました。

それから五年たったとき、滅裂・不穏でＣ病院に再入院しました（二回目の入院）。一カ月間の入院治療後、退院しましたが、再入院が必要なほど病状が良くありませんでした。

退院後一カ月も経たないうちに、私が勤務していたＹ病院に再入院してしまいました（三回目の入院：四カ月間）。

三回目の退院後の通院治療中に、母親の初回の決断によって私が主治医となりました。その後は五年間継続して通院治療しています。

最初の三年間はＹ病院で、そのあとの二年間、すなわち母親の二回目の決断の後はＳクリニックで、私が外来で患者さんを診続けています。

患者さんは、母親に対する被害妄想が強く、母親を家に入れず一人暮らしをしており、ホームヘルプサービスを利用することでようやく一人での生活ができています。私が診始めた初めのころは、「自分は社長だから大金が銀行に振り込まれているはずだ」という妄想があり、お金もないのに勝手に自動車の購入を契約してきたりしていました。幻聴からくるイライラもひどく、私の外来にも規則的には来ることができませんでした。

母親は、ほぼ毎日患者さんの様子を見に行き、色々な理由をつけては、家の中に入らせてもらって、**妄想でなじられてもうまく患者さんとの距離を取り**ながら、患者さんの世話をしていました。

また、**通院日には患者さんに声を掛け、通院に付き合って**いました。

患者さんの調子が悪く、**受診しようとしないとき**は、

「**薬をもらってくるね**」

と患者さんに声掛けした後、母親一人で私のもとへ薬を取りに来ていました。

そして、患者さんの妄想にもうまく対処していました。

ある時、患者さんが、興奮して
「銀行に振り込まれているはずのお金を引き出しに、今から銀行に行く」

と言い出しました。その時母親は、

「振り込まれているのだったら、通帳があるはずだから、**まず二人で通帳を探そう**」

と患者さんに言って探し始めました。妄想ですから、そんな通帳はあるはずもありませんが。しばらく患者さんと母親で探した後、

「ないねー」

と、患者さんも銀行に行くことを諦めました。このように、母親は、患者さんの妄想のために同居できていないにもかかわらず、妄想とうまく付き合えています。

そして、ホームヘルプサービスの担当者と連絡を取り合って患者さんの世話を心掛け、薬をきちんと飲めるように通院に付き添い、家族会にも参加して頑張っています。本当に大したものです。

最近は、患者さんも非常に安定していて、妄想にまつわる大きなトラブルもなく、規則的に通院できており、きちんと薬を飲み続けています。

8 家族会に継続参加して患者にうまく接することができている家族

四十代の女性患者の母親

母親は、患者さんが患者心理教育に参加し始めたころから、家族心理教育に出始め、家族心理教育終了後も家族会に継続して参加しています。患者さんの弟は精神病で入院歴があります。

患者さんは、十八年前、不安で外出できないと訴え、A病院を受診しました。通院して四年が経ったころ、

「弟のようになるのではないか。精神病院に入院させられるのではないか」

と不安や恐怖が出現し、パニック発作も起こるため、通院できなくなり、母親がA病院に薬を取りに行くようになりました。

さらに、五年が経過したころ、

「胸が苦しい。不安・恐怖が強い。近所にしか外出できない」

と訴え、私のもとに転医してきました。独語（ひとり言）が著しく行動もまとまらないため、入院となりました。入院後は、幻聴・独語がみられ、幻聴からくる不安とパニック発作も続いていましたので、外出さえできず長期入院となりました。しかし、患者さんは薬の変更を拒否しましたので、適切な薬を十分量飲んでもらうことはできませんでした。入院して二年が経ったころ、患者さんは、

「幻聴は少しあるが、気にしないようにしている。不安は弱く、我慢すれば治まる」

と言うなど、症状が軽減したようだったので退院となりました。

退院後しばらくは、不安・幻聴の訴えはありませんでした。しかし、四カ月が経過したころ、

「胸が重苦しくなって不安が募《つの》ってくる。また、以前のように家から出られなくなってしまいそうだ」

と強く不安を訴えたため、再入院しました。

入院七カ月目、私の患者心理教育に参加し始めました。初めて参加した「幻聴

君と妄想さんを語る会」で、

「今まで薬で幻聴を抑えてきたが、幻聴を人格として捉えることが大事だと思った」

と述べました。参加し始めて二週間後の診察時、

「ビデオを見てからは、幻聴を人として受け入れて、答えてあげるようにすると解決できてている。幻聴も考えてしゃべってくれるようになった。幻聴が、私に説明し、頼んでくる。幻聴は、一方的に押し付けてこない。今は、とり憑《つ》かれるとか、モヤモヤはない。パニックにもなっていない」

と述べ、幻聴とうまく付き合えるようになり、幻聴に振り回されて不安が募ってくることはなくなったようでした。その後、診察時に、

「毎日幻聴はあるが、幻聴と和解してうまく付き合えている。ビデオのおかげだ」

などと述べ、退院する自信がみられるようになりました。外出・外泊も不安なくできるようになったため退院しました。

退院後外来で、患者さんは、

「以前は、幻聴がひどくて振り回されていたが、だんだん慣れてきて、幻聴と話し合いをするようになって、幻聴が小さくなった」

「幻聴との折り合いはうまくいっている」

と述べるなど安定しました。

現在まで、規則的に通院できています。

母親は、はじめの家族心理教育では、

「ずっと薬を飲むのか」

と服薬の不安を述べ、悲観的になっていました。さらに、

「自分以外の家族（父親と弟）は娘（患者さん）への関心がなく、娘は自分（母親）だけの重荷になっている」

と孤立無援の苦悩を述べていました。母親は、家族心理教育修了後、家族会に参加して、

「（娘は）幻聴のことは言わなくなった」

「（娘は）横になっているのが少なくなった」

「（娘は）家事をよくやってくれる」

と**患者さんを肯定的に評価する発言**をするようになりました。その後、母親は、「家族会で、皆さん（**他の家族**）**の話を聞いて勉強**になるし、（娘との）**接し方を考える**ようになった。**親の仲間ができて電話で話して**いる」

「（娘が）**多少具合が悪そうでも様子をみて**いる」

と述べるようになりました。母親は、家族会に参加することにより**他の参加家族と話し合えるようになった**ことで、**落ち着ける**ようになり、**焦ることなく患者さんに寄り添い、うまく接してサポートできる**ようになったと言えます。

9　患者の病からの回復を信じ援助する家族

二十代の女性患者の母親

患者さんは、幻聴・妄想・意欲の低下などがあり、Aクリニックに通院していましたが、病状が良くならないためB病院に入院し、電気けいれん療法(注)を受けました。しかし、その後も病状は変わらず意欲の低下が続いていており、「死にたい」と漏らすようになったので、ご家族は入院治療を考えました。母親は、私の患者心理教育を受けさせたいと希望して、患者さんを連れて私のもとを訪れ、二回目の入院をしました。

患者さんは、入院中にクライエント・パス[7,8,11,14,18,21]（表6）を使用して急性期治療を行い、そして患者心理教育にも参加しました。ご家族は、**家族心理教育に参加**しました。

患者さんは、一カ月の入院で、幻聴への対処法をうまくできるようになって、抑うつの訴えがなくなり、意欲もかなり改善したので退院となりました。

退院後しばらくは、幻聴への対処だけで精一杯で、自宅での療養が続いていま

（注）電気けいれん療法：緊張型の急性期統合失調症患者や抗精神病薬により重篤な副作用が出現する患者などを対象として行う、頭部に電流を流す治療法。

表6．私（著者）が使用しているクライエント・パスについて

①急性期入院治療のツールである。 ②クリニカルパスでは、患者が医療者に評価・指示されるものだが、クライエント・パスでは、患者が自ら入院治療経過を医療者（看護師と精神科ソーシャルワーカー）と相談しながら評価するものである。クライエント・パスは、クリニカルパスとは評価の主体を180度転換したものであるので、クリニカルパスとは大きく異なっていると言える。 ③3カ月の入院期間を初期、回復前期、回復後期の3期に分ける。規定の基準をクリアできれば次の段階に進む。 ④症状、日常生活動作、患者心理教育参加度などの評価項目がある。

＊現在は、東京の病院でのみ使用している。

した。一年ほど経ったころ、患者さんは、作業所に通えるようになりました。次第に、患者さんの表情は明るくなってきました。まだ幻聴があるのですが、うまく対処することができているようでした。そして、患者さんは、病気になって一度もしなかった布団干しをしたり、積極的に料理を作ったり、家事を手伝うようになるなどの変化がみられるようになりました。

この患者さんが作業所に通えるようになっただけでも、もの

すごいことなのですが、患者さんは、その後、
「好きな勉強をしたいので、地方の都市で一人暮らしをしながら学校に通いたい」
と、家族に申し出ました。母親は、**薬をきちんと飲むこと、毎日家に電話をすること、調子が悪くなればいつでもすぐに帰ってくることを条件に**、患者さんの希望を認め、**家から出ることを許可**しました。

患者さんは、現在、退院して三年になります。

母親は、患者さんの病からの回復を**焦らせることなく見守り**、回復のステップを着実に前進させている**患者さんに寄り添って**います。母親は、患者さんの**常日頃の頑張りを褒め**ながら、まだ不安があるからといって**患者さんの希望を抑え込んだり禁止したりせず、患者さんの回復を信じて**、**節目には大きな決断**をしながら、患者さんの**サポートを続けて**いるのだろうと思います。感心させられます。

今、患者さんは、一人暮らしをしながら元気に学校に通っています。もちろん薬は飲んでいます。

10 夫婦そろって笑顔で話せるようになった家族

三十代の男性患者の両親

患者さんは、高校三年生の時に発症しました。思考障害・情緒不安定がみられ、Aクリニックを受診しました。十年間通院していましたが、「家族を殺したくなるほど、怒りが湧いてくる」と言い、落ち着かなくなったため、B病院に五カ月間入院しました。退院後、転医を希望して私の診察を求めてきました。

初診時、患者さんは、思考障害、体感幻覚、被害妄想、臥床《がしょう》傾向・昼夜逆転、衝動性・破壊性の亢進《こうしん》がみられ、家族を責める発言をしてイライラしていました。両親は、家族心理教育に出たことはなかったのですが、家族会に参加したいと希望してきました。

以後、患者さんは、私のところに一年半継続して通院できており、両親は、月一回の家族会に休むことなく参加しています。

患者さんは、私のもとを受診して半年が経ったころ、

「両親は、先生（私）を介して自分（患者さん）に向き合っている」

と言いました。つまり、患者さんは、「家族会で先生（私）の教育を受けて、両親は自分（患者）の病気を理解して、病からの回復を目指している自分とうまく付き合っていこうとしている」と言いたいのでしょう。患者さんは、次第に落ち着き、診察時に

「体感幻覚はない。昼夜逆転は直っている。集中力が高まってきた」

と病状が改善してきた様子を話すようになりました。さらに、

「両親が変わってきた。父親が真剣に聴いてくれるのが良い。父親と散歩している。母親も頑張ってくれている。母の夕飯の手伝いをしている」

と、家族の変化についても落ち着いて話ができるようになりました。

以前あったような、両親に対し被害妄想的になったり責めたりする内容の発言は減って、患者さんは、デイケアへの参加を話題にするなど、焦ることなく自分

のペースで回復へ向けて日々過ごしていこうという姿勢になっています。

一方、両親は、家族会に参加し続けていますが、初めのうちは、厳しい表情で、統合失調症に関する高度な精神医学的な説明や抗精神病薬の詳細な説明を求め、患者さんの回復を焦る発言がみられていました。

しかし、最近は、父親も母親も笑顔で、患者さんが変わってきている様子を紹介したり、お互いに顔を見合わせて冗談っぽく言葉を交わしたりして、回復を焦るような姿はなくなりました。

最近の家族会で、両親はこんなことを話しました。

父親：「(息子の)病気は、波を打ちながら良くなっていくのだろうと思う。長い目で見ていくようにしたい。焦ってはいません」

母親：「(息子は)デイケアに行くようになった。デイケアで色んな人に出会えて良かったと言っている。家の中では、夕飯の支度の手伝いをしてくれるようになった。この間は、親子三人(患者さんと両親)で食事に出かけたが、そのとき店屋で三人が話をしながら大笑いした。こんなことは、以前はなかったことだ。息子も変わってきた」

両親は、このように、家族会でリラックスして笑顔で話ができるようなlowEE家族になっています。家族―患者関係は、患者さんにとって、以前とは大きく異なり、安心し信頼できる関係となっているものと考えられます。

11　母親が変わったことで父親も変わった家族

二十代の女性患者の両親

患者さんは、十二年前、知り合いの男性に対して恋愛妄想を抱き、落ち着かず、また、両親に対し被害妄想を持ち、家にいられないと飛び出したりするため、私の病院に入院しました。

退院後は通院していましたが、「黒い影が見える（幻視）から外出しにくい。怖い。意欲が出ない」などと言い、病識はありませんでした。三年が経過したころ、通院を中断してしまいました。そのため、患者さんの代わりに、母親が薬を取りに来るようになりました。

母親は、患者さんのイライラを主治医にぶつけたり、患者さんの言うままに私に処方変更を求めたりしていました。

私は、母親に治療には家族の病気への理解が大切であることを話し、家族心理教育である家族教室に参加するよう促しました。母親は、私の治療方針を理解し、**家族教室に参加**しました。しかし、母親は、初めのうちは、家族教室で

「(患者さんが）病識がなくて困る」

「(患者さんが）外出したがらない」

と批判的に発言するなど highEE でした。

母親が家族教室に参加し始めて一カ月ほど経ったころ、外来には来ない患者さんが、突然、患者心理教育である「幻聴君と妄想さんを語る会」に出席しました。

そして、その会で患者さんは、

「どんな病気でも、その病気を認めてうまく付き合うことが大切なんですね」

と発言しました。私は驚かされました。

その後、母親はある時、**家族教室で配られた資料を患者さんに見せ**ました。そうしたら、患者さんは
「脳の病気だと知り、服薬の必要性も分かって、ちょっと落ち着いた」

と話していたそうです。それから二カ月後、ずっと外来に来ていなかった患者さんが、通院を再開しました。患者さんは、私に通院中断したことを詫《わ》びました。

通院再開後の診察時に、患者さんは、カラーコーディネーターになりたいという希望を述べ、そのための勉強を開始したことを私に話しました。それから四カ月後、患者さんは色彩検定に合格しました。

しかし、患者さんは、一カ月後、

「自分は老人が好きだから」

と、募集されていた老人保健福祉施設の介護員に応募しました。その採用試験

の面接で、患者さんは自ら、

「自分は統合失調症である」

と明かしたそうです。その結果、

「統合失調症であることは問題ではない。あなたに働いてほしい」

と面接者に言われ、採用され、週三日、老人保健福祉施設で働いています。その後、患者さんは、被害妄想的になったり不安定になったりすることはあっても容易に落ち着き、

「自分は病気を乗り越えた」

と自信を持って話すようになりました。

母親は、家族教室のすべてに参加し終え、引き続き家族の勉強会である家族会に参加するようになりました。ある時、家族会で

「先生（私）から家族教室を勧められて、自分（母親）が参加するようになってから、あの子（患者さん）も変わった気がする」

と述べていました。母親は lowEE になっていました。

この後、患者さんの父親も家族心理教育に参加するようになりました。父親は、「今まで、娘（患者さん）のことを母親にだけ押し付けてきて申し訳なかった。これからは、自分も家族教室に参加し病気の勉強をして、娘の理解をできるようになって、母親と一緒に娘をサポートしていきたい」

と述べました。

母親の家族心理教育への参加が、患者さんの病識の獲得を含めた受療態度の変化を起こさせ、中断していた通院の再開と患者さんの症状の安定化をもたらし、患者さんの社会復帰につながったと言えます。同時に、父親の患者さんの病気に対する態度まで変えることができたと言えます。家族一人が家族心理教育に参加し始めたことにより、家庭全体が変わったと言えるでしょう。

12 患者が病識を維持できていることを家族会で披露し確認する家族

四十代の女性患者の母親

患者さんは、二人の子どもとの三人家族で、患者さんの両親は、近所に住んでいます。両親は、私が以前勤務していたY病院で患者さんの入院治療を行っていたときから、家族心理教育に父親と母親が交代で参加していました。

家族心理教育終了後の家族会には、はじめは父親が熱心に継続して参加していましたが、そのうちに母親が代わって参加するようになりました。父親が心臓病で体調を崩したことが、その理由でした。

その後、私が転勤となり、転勤先のSクリニックでの**家族会には、母親が継続して参加**しています。

患者さんである娘さんは、二十五歳ごろ、幻覚妄想状態になりA病院を受診しました。その後二度再入院しました（B病院とC病院）。

Ｃ病院を退院できた後も病識なく服薬を中断したため、再び著しい幻覚妄想状態となり、Ｃ病院を退院後四年目に、私が勤務していたＹ病院に三度目の入院をしました。私が主治医となり二・五カ月間入院治療をしました。

患者さんは、私のＹ病院を退院した後は、八年間病識を維持し、確実に服薬し、私のもとに規則的に通院できています。現在、患者さんは、全く症状はなく落ち着いていて、診察時はいつもニコニコして元気に近況を話してくれます。患者さんは、二人の子どもの世話をして近所の住人ともうまく付き合えているようです。

このように、患者さんは、**症状が良くなっても病からの回復のために薬を飲み続ける**という**服薬アドヒアランス**を守れていると言えます。

最近の外来で、患者さんは次のように笑顔で話していました。

「はじめのころは、自分も母も短気で、母はよく怒っていた。それで、母とよく喧嘩になっていた。しかし、母は、家族会に出て変わった。このごろは、母と喧嘩しなくなったし、**母とは何気ない話ができて**いる。母は、自分に**家族会のことをよく話して**くれる。**大変な状況で困っている家族の人もいるんだよ**、と言っていたりする。この間は、〈みんなネット〉に載っている先生（私）の記事[20]（病識の重要性についての話）を読むといいよ、と言っていた」

母親が家族会に出ることによって変わり、母親も患者さんも余裕を持てるようになったと言えます。

このように母親が変化したのは、私が家族心理教育と家族会で常に伝えている「lowEE 家族になろう」ということを、母親が実践できているからだろうと思います。

母親は、家族会で、

「娘は、患者心理教育を受けて病識ができていて、きちんと薬を飲めている。はじめは、自分たち両親が患者である娘を一生懸命助けていたが、今は、逆に娘が自分たちを助けてくれている。本当に落ち着いていて安心できている」

としみじみ話をしています。

母親は、七年以上継続して、月一回、私が主宰する家族会に参加しています。いつも、家族会で発言するときには、母親は、はっきりとした話しぶりで、参加している他の家族に自分の体験を話して、娘に病識がなかったときは入院を繰り返し大変だったが、病識ができた今は娘も落ち着き、自分も安心できているこ
とを伝えています。

また、家族会で母親は、おそらく他の家族の話を聴くことによって、以前自分が経験した苦しさを忘れないようにし、娘との付き合い方を確認しているのだろうと思います。

13　患者への共感を素直に話せる家族

三十代の女性患者の母親

母親は、家族心理教育と家族会に継続して参加しています。
ある日の家族会のことです。参加していたご家族から、
「(患者と) 一緒に外出して歩いているときに、患者が突然大声を出したりする

ので困ってしまうことがあるが、こういうときはどうすればよいのだろうか」

という発言がありました。この発言に対して、この母親は、

「自分も以前、同じような体験をしたことがある。今から思えば、当時、自分は先生の言う『共感』ができていなかったんだなあと思う。そのときの体験を振り返ると、家族の側の自分勝手な想いでなく、もう少し患者のことを考えてあげていれば、違った態度が取れたかもしれなかったと、今は思う」

としみじみと話しました。

患者さんは、大学一年生の時に発症しています。そして、幻覚妄想状態でA病院に二回入院しています。最近の三年間は、A病院での通院治療を続けており落ち着いています。今でも、幻聴、妄想、空笑《くうしょう》（ひとり笑い）、イライラ、意欲低下などの症状がありますが、患者さんは、

「幻聴が消えるのは諦めた。無理をしないように自分に言い聞かせている」

と話すなどうまく開き直り、病気の管理ができているようです。さらに、患者さんは、散歩したり音楽を聴いたりして気を紛らわせながら、うまく症状に対処

できているようです。

このごろは、患者さんは、

「薬を飲み忘れると、色々な考えが浮かび調子が悪くなるので、服薬を忘れないようにしている」

と述べるなど、病識はあるように思います。最近患者さんは自ら、近隣の人たちに病気のことを話し、自分の症状の理解をしてもらっているとのことです。素晴らしいことです。

このような患者さん（娘さん）の変化を見て、母親は、「**患者さんの立場に立った理解**」という「共感」の重要性を感じ、反省し戒めて、家族として「**共感**」**を基にした患者さんのサポート**を心掛けていこうと考えられるようになったのだろうと思います。私が、家族心理教育と家族会でいつも話していること、すなわち、「家族の態度の基本は『**受容**』と『**共感**』である」ということを十分に理解してもらえていることを有難く思うとともに、「共感」について素直に話ができていることに敬意を表したいと思います。

14　仲間を見つけ家族会を命綱としている家族

三十代の男性患者の母親

母親は、十一年前に息子さんを連れて行った隣県のA病院で、「（息子の）病気は治らない。薬を飲み続けるしかない」と言われたことがショックだったそうです。そして、息子さんの病気を自分一人だけでは背負いきれない重荷だと感じ、途方に暮れてしまったそうです。母親は、私の行っている家族心理教育と家族会のことを知り、私の病院を頼ってきました。

息子さんは十一年前に、幻聴・妄想・空笑で発症しました。これまでに、家があるB県内の二つの病院で計五回入院しています。ある年の九月に退院し、その後通院し服薬していましたが、

「殺す。しっかりしろ。結婚しないのか。見合いをしろ」

などの幻聴や「見張られている」などの被害妄想や空笑が続き、落ち着かなくなりました。

それから一カ月後、家族の「このままでは不安だ」との思いから、患者さんは母親に連れられて東京都にある私の病院を受診しました。初診時、興奮し「自分は病気じゃない。横浜に行きたい」などと言動がまとまらず、診察室内を歩き回って不穏だったので医療保護入院となりました。

入院翌日から早々と患者心理教育（「統合失調症に負けないぞ教室」）への参加を開始しましたが、集中できない様子でした。翌日の診察では、「心と体のバランスが崩れている。東京二十三区に住みたい。早く退院したい」と述べるなど、落ち着きがありませんでした。

入院四日目にクライエント・パスを開始しました。

入院九日目ごろから、

「自分は芸能人ではないし、幻聴も聞こえなくなった。東京は好きだが、Ｂ県の方が自分に合っているかも」

と述べるなど、落ち着きがみられるようになりました。

入院から三週間ほど経ったころ、

「『幻聴君と妄想さんを語る会』に出たとき、『私みたいな人（ビデオの中の患者）がいるんだなあ。**統合失調症なのは自分だけではない**』と思えたら、元気が湧いてきた。先生（私）の話が聞けて良かった。今までは、本を読んでも分からなかったが、今は、よく分かっている。薬を飲み続けて、病気を管理して、生活能力を付けていこうと思う」

「『新しい集団精神療法』に出て、薬の効果がよく分かった。自分でもちょっとだけ良くなっていると思える」

「**納得して薬を飲める**から、勉強して良かった。今までは、病気だと納得していなかった。訳が分からなかった。母が飲めというから薬を飲んでいた」

と述べ、安心して服薬できるようになった様子がみられました。

「『幻聴教室』が良かった。対処の仕方が分かった。患者教育に出るようになって、不安もイライラもなくなって良くなった」

とも述べていました。

五週目ごろには、

「病気について勉強して、先が見通せるようになった。回復するための具体的な方法が分かった。自信がついた。今は、薬を飲んでいける」

と述べ、服薬アドヒアランスについても理解できているようでした。

入院五十三日目、

「今回の入院は良かった。再入院しなくて済みそう」

と述べ、退院しました。

退院後十七日目にＢ県から外来受診し、

「落ち着いている。父の仕事（自営業）を手伝っている」

と述べ、穏やかでした。

患者さんは、今回入院し患者心理教育やクライエント・パスによる治療を受けた結果、病識ができ、将来の不安が軽減し、

「今すべきこと（**病状の管理・日常生活のリズム形成**）が分かり、**回復への自信がついた**」

と述べています。

母親は、家族会で

「家族会に出ていると、**自分一人ではない**と思える。**自分の悩みを理解してくれて、相談に乗ってくれる仲間**がいる。だから、この**家族会は自分の命綱**だ」

と発言しました。

このように、家族会は、家族を救い患者も救います。

15 いつも笑顔で明るく話をする家族

四十代の女性患者の母親

母親は、**家族会でいつもニコニコ**していて、**明るい声で朗らか**に話をしています。

　これは、いったい何の家族の集まりでのことだろうかと思いませんか？　なかなか、統合失調症の患者を持つ家族の会での様子には見えないだろうと思います。私もいつも驚きを感じています。家族会のムードを良くしてもらえて、私は助かっています。

　私は、患者さんの主治医になったことはありません。患者さんは、体の違和感、イライラ、暴力と破壊行為などの症状があったようで、短期間ずつですが、これまでに六回の入院歴があります。

　しかし、このごろは、患者さんは、一人暮らしをしながらも訪問看護やホームヘルプサービスを受け、Aクリニックに通い、落ち着いているようです。

　母親は、十年ほど前から私の家族心理教育に参加し始めて以降、現在までずっと家族会にも参加し続けています。

　はじめのころは、病気の知識に関する質問や患者さんの病状に振り回されての困り事に関する発言が多く、やはりニコニコして朗らかとはいきませんでした。

当然です。

しかし、最近の家族会での発言では、母親から**客観的に見た患者さんの様子を報告**するという形を取っていて、母親は**ニコニコしていて朗らか**です。

母親は、最近のある家族会で、

「娘（患者）に『今日**家族会に出たら、良いアドバイスをもらってき**てほしい』と頼まれた」

と、いつものように明るい声で発言していました。この発言から、母親と患者さんとの**関係が穏やか**なものであり、**うまくコミュニケーション**が取れているように思いました。

母親は、患者さんに**振り回されることなく**、患者さんと**うまく距離を取って**患者さんの**相談に乗り**ながら、しかも**自分の人生を大事に**しつつ、**視線は患者さんの回復**に向けて、患者さんと**共に歩み続け**ているのだろうと思います。

母親は、統合失調症という病気に対して、うまく患者さんとの共同戦線を張れているのでしょう。素晴らしいことだと思います。

第4章 外来診察室での家族の語り

統合失調症は、慢性の病気ですから、長期間にわたって外来治療を効果的に続けていく必要があります。そのためのポイントは、いくつかあります。では、患者さん、ご家族、主治医の三者に分けて、それぞれのポイントを見ていくことにしましょう。

患者さんのポイント

- 統合失調症であるという病識を持てているか
- 主治医とうまく相談できているか

- 服薬は適切なものになっているか
- 服薬を継続できているか
- 症状にうまく対処でき、症状と現実の区別ができているか
- デイケアなどの社会資源や自立支援医療（精神通院医療）などの福祉制度[17]を利用できているか

など

患者さんを持つご家族のポイント

- 統合失調症を受け入れられているか
- 患者さんの病気の管理、服薬、日常生活上の問題などで、患者さんをうまくサポートできているか

など

主治医側のポイント

・患者さんの病状を的確に評価し指導できているか
・処方は適切なものになっているか
など

以上の三者のポイントをまとめて、外来診療での大事なこと、基盤となることは何なのかを考えてみると、次に掲げる三つに集約できるでしょう。

統合失調症の外来診療での大事なこと

①患者さんとご家族が診察室に入り、主治医と話すこと
②主治医は、患者さんに病状を尋ねることのみならず、患者さんの日常生活を頭に描けるように、患者さんとご家族に尋ねること
③患者さんとご家族は、主治医の前であっても家庭と同じように自然な会話をすること（日頃の会話をしてもらうことにより、患者—家族関係が分かります）

この三つがうまくできれば、医師は、病識の有無、服薬状況、日常生活、症状対処、家族によるサポートについて知ることができ、そのうえで、患者さんの病状評価と患者さんとご家族への指導や薬物療法（処方）を適切にすることができるでしょう。

しかし、患者さんとご家族は、診察室に入って、主治医の前で、いきなり自然な会話ができるはずはありません。したがって、家庭で常日頃から、ご家族は、患者さんとのコミュニケーションをうまく行って、患者さんがご家族に、病状について語ったり気楽に相談したりできるようにしておく必要があります。

また、ご家族が診察室に一緒に入ることについて、患者さんの了解を取っておく必要もあります。

その際、ご家族が診察室に入るのは、患者さんの言わないことや言いたくないことを主治医に密告したり暴露したりするためではなく、ご家族から見た患者さんの様子を主治医に知ってもらって、患者さんの治療が適切なものになるようにするためだということを、患者さんに理解してもらっておくことが肝要です。

ここで、私が患者さんとご家族がそろって外来診察室に入ることを勧める理由をもう少し述べておきたいと思います。

統合失調症治療の主目的は、社会性の回復であり、幻聴や妄想を消すことではありません。ですから、患者さんの現在の社会性、すなわち日常生活の様子を知ることが診療上重要となります。そうなりますと、患者さん一人しか診察室に入らないのでは、患者さんの病状と日常に関する情報が十分ではないでしょうから、適切な診療ができないということになります。

したがって、主治医が、ご家族の目からみた患者さんの姿を知ることは診療上の大きな助けとなります。

また、主治医が、患者さんの幻聴や妄想を消そうとして頑張る必要はないけれども、患者さんが幻聴や妄想にうまく対処して振り回されないように指導することが大事になります。

それは、患者さんが、目の前の現実世界に関われる時間が長くなれば、幻聴や妄想はあったとしても、自然と消えていったり軽くなったりするものだからです。ですから、ご家族の目から見た患者さんの日常の生活ぶりを知ることは、患者さんがいかに幻聴や妄想に立ち向かっているか、あるいは立ち向かうことが困難な状況にあるのかを詳しく知るうえで大事なことなのです。

さて、医師が、患者さん自身の目とご家族の目による患者さんの日常生活の観察・評価を知ることが大切な理由は、もう一つあります。

幻聴を減らすための助言は、睡眠中に見る夢が多いことで悩んでいる人へのアドバイスと同じです。

健常者は、誰でも生理的に一夜の睡眠中に四回ほど夢を見ています（睡眠の深さは、睡眠中に深くなったり浅くなったり波を打っています。睡眠を六時間としますと、一睡眠には一・五時間の睡眠サイクルが四回あることになりますから、夢を見る浅い睡眠も四回現れることになります）。一夜の睡眠全体に深い睡眠が取れていれば、睡眠が浅くなったときでも目を覚まさないので、大抵の人は、せいぜい寝起きの夢しか覚えておらず、夢は本当は四回見ているのに、一回しか見ていない、と主張するということになります。

ですから、夢が多い人は、睡眠が全体的に浅いのです。そうしますと、夢を減らすためのアドバイスは、

「**不安や緊張があればそれを和らげ**ましょう」

ということや、

「**昼間に運動したり日課をこなしたりして、うまく体を疲れさせましょう**。そうすれば、深い睡眠が取れるようになりますから、結果的に夢は減りますよ」

ということになります。

同様に、不眠が続けば幻聴が増える傾向がありますから、幻聴が多い患者さんには、

「昼間に**運動したり日課をこなしたりして、頭よりも体を動かすようにすると、幻聴が減る**でしょう。同時に、**運動やら日課やらで、うまく体を疲れさせられれば深い睡眠が取れる**ようになって、**さらに幻聴が減る**でしょう」

という助言が有効になります。

このような助言をうまくするためにも、**家族の目による患者さんの日常生活についての観察結果を知る**ことが、患者さんの日常を十分に知るうえで大切になります。

私が診ている通院の統合失調症患者さんの二〇～三〇％ほどの方が、受診時にご家族と一緒に診察室に入ってきています。この数字は、他の医師より高いのだろうと思います。

これは、私が家族会で、患者さんとご家族が一緒に診察室に入って主治医と相談できることが最も良い受診方法であると話しているせいだろうと思います。しかし、もっとたくさんの患者さんが、このような受診形態を取れるとよいと思うのですが。

以下に、私が、これまでに外来でお会いした素晴らしいご家族を紹介したいと思います。

1　診察室で患者と共に生活を振り返る家族

三十代の女性患者の母親

患者さんは、十四年前、対人関係で悩み、被害関係妄想が出現しました。翌年、思考がまとまらず落ち着かなくなったため、A病院を受診し、通院していました。

四年後、私が勤務している病院に転医してきました。しばらく他の医師による外来治療を受けた後、現在まで、私が主治医となって外来治療を引き継いでいます。患者さんは、患者心理教育に参加し、病識を持てるようになりました。

現在も、患者さんは、幻聴・被害妄想があります。しかし、患者心理教育で習った、症状への対処法を行えています。

母親は、いつも患者さんの**通院に付いてきて、一緒に診察室に入り、患者さんと共に家での患者さんの生活を振り返って**います。

> ⚠ ヒントとなる家族の対処や言葉を**青字**で示しました。参考にしてください。

患者さんは、自分に厳しく評価して私に話しがちですが、母親は、患者さんが**うまくできているところは褒め**、患者さんの**自己評価が低すぎる場合は、その評価を訂正**し私に**説明**したり、もう少し**うまく対処できるとよいと感じられるところがあれば、主治医（私）の前で患者さんと話し合ったり**するようにしているようです。

これは、ご家族の態度として大変素晴らしいことです。

私は、診察室に患者さんと家族が一緒に入ることは、外来診察では、非常に良いことだと思っています。患者さんの目とご家族の目という二つの目から見た観察結果から、患者さんの家庭での様子を主治医が知ることができることは大事です。

しかし、この患者さんと母親のようにできるためには、常日頃から家庭で、患者さんとご家族の間のコミュニケーションがうまくできていることが必要です。

2　診察室で患者にうまく話し掛けている家族

三十代の女性患者の父親

父親は、母親と共に家族心理教育に参加した後、家族会に継続して参加しています。

家族会では、いつも患者さんの毎日の生活ぶりについて話をしています。それによると、両親は、毎朝患者さんと言葉を交わして相談したうえで、その日にすることを決め、患者さんと一緒に出かけたり楽しんだりしているそうです。

患者さんは、十一年前に抑うつで発症しています。

三年後、不眠・空笑・独語がみられ、滅裂・興奮状態となり入院しました。

その後も三回再入院しています。

患者さんの主な症状は、意欲減退・イライラ・不安です。さらに、抑うつ状態が強くて悲観的になったり、逆に軽躁状態になったりするという気分変動もあるようです。

患者さんは、統合失調症であることは受け入れていますが、将来を案じ、大きく調子を崩し不安定になることが度々あります。しかし、最近二年間は再入院せず規則的に通院できています。

父親は、いつも患者さんの受診に付き添ってきて診察室で、私（主治医）への患者さんからの報告を補充して、患者さんの近況を私に説明しながら、また私（主治医）の話を患者さんと一緒に聴きながら、それに関する父親の意見を静かに穏やかな声で患者さんに話し掛けています。

父親は、患者さんが突発的に過量服薬をした後も、診察室での態度は変わることはありませんでした。この父親は、患者さんの病状に一喜一憂しない態度により、患者さんを落ち着かせることができています。

これら一連の父親の態度は、患者さんの安心と家族への信頼を高めることができますので、統合失調症患者さんを持つご家族にとって大事な態度と言えるでしょう。本当に素晴らしい態度です。

この例は、患者さんとご家族と主治医が一緒になって患者さんの治療を考えている典型例です。このような外来診察風景が望まれます。

3 診察室で患者をいたわりながら、やさしく褒める家族

三十代の男性患者の母親

母親は、**家族心理教育**（「**家族教室**」）**を受け**、その後は**家族会に参加**しています。

患者さんは、十一年前、不安と引きこもりで発症しました。そのうち幻聴・被害妄想が出現し外へ出られなくなりましたので、一年後A病院に入院しました。三カ月の入院で退院した後は、Bクリニックに通院していました。

しかし、患者さんは、九年間ずっと薬を飲みながらも、病名告知は受けておらず、自分の病気をうつ病のように捉え、統合失調症を受け入れられていませんで

した。九年後、

「『死ね』と聞こえる。音で妨害される。見張られている」

などと幻聴や妄想がひどくなり、意欲が低下し、寝てばかりの状態となったため、私のもとを訪れ、入院しました。

患者さんは、私から病名告知を受け、患者心理教育を受けましたが、病棟に馴《な》染《じ》めず家の方が落ち着くからと、約一カ月で退院しました。

退院後、患者さんは、患者心理教育で習ったように幻聴を無視するようにして対処し、外出するようにはなったものの、

「音や声が気になる。集中力がない。眠れない。家族が変だ」

と言い、顕著な幻覚妄想状態が続いていて、調子は良くありませんでした。

退院後二カ月目に再入院してしまいました。

二回目の入院では、前回と異なり病棟にも馴染め、笑顔がみられるようになりました。前回と同様、一カ月の入院治療で退院しました。今回は、退院後、以前とは異なり意欲的に外来作業療法にも通えるようになりました。

通院での診察時に、患者さんは、

「家では前より楽だ。落ち着いている。外出している。幻聴はあるが、幻聴と現実の区別ができているので良い。両親と三人で**散歩**したり、**母親と話をしたり**している」

と明るく話すようになっていました。また

「家族教室に出て、母が変わった。母とはうまくやれている」

とも話すようになりました。

母親は、私のもとに来るまでは、患者さんと同様、統合失調症を受け入れられていませんでしたが、患者さんの入院を機に**家族心理教育（「家族教室」）に参加**し、**統合失調症を受け入れ、変わる**ことができたようです。

最近、母親は、**診察室に患者さんと一緒に入り、**

「（患者さんは）自分たち両親に気を遣って疲れているように感じる」

と**患者の立場に立って話し**たり、

「（患者さんが）**家事を手伝ってくれる**」

と褒めたり、

「（患者さんに）おしゃべりしようか、と誘っている（声掛け）」

と説明したりしています。患者さんは、笑顔で母親の言葉を聴いており、患者家族関係が良くなっている様子が窺えます。

この調子で、母親が患者さんをサポートしていければ、患者さんは安心してご家族を信頼でき、前向きになって再入院しなくて済むだろうと思います。

4　十年ぶりに自分を取り戻した患者と診察室で穏やかに話し合える家族

三十代の女性患者の母親

母親が、患者さんと一緒に私の外来を訪れたのは、今から一年二カ月前のことです。以来、最初の二カ月間は二週間ごとの、その後は四週間ごとの患者さんの外来受診に、母親はいつも付いてきています。患者さんは、二カ月前からは、デイケアも利用するようになっています。

母親は、**家族心理教育と家族会にも継続して参加**しています。

最近母親は、家族会で、

「娘（患者さん）は、デイケアに参加するために、最寄りの駅から徒歩で病院まで来ている」

と楽しげに、また誇らしげに話しています。家族会に一緒に参加する仲間もできています。

患者さんは、高校一年の時にうつ的になってAクリニックを受診しました。その後、患者さんは、学校へ行けなくなり、引きこもって昼夜逆転した生活になってしまいました。Aクリニックへの通院は一年で中断しています。

患者さんは、通信制高校に移り十九歳で卒業した後、大学に入学しました。しかし、「注目されている」という妄想が強まり、不眠となって、大学に行けなくなったため、Bクリニックを受診し、通院していました。

二年前に「見られている」という妄想が強くなり、「話す以上に考えが進む」

と言い落ち着かなくなったり、行動がまとまらなくなったりしたことがありましたが、それでも約十年間そのクリニックに通院していました。

ある年の四月、患者さんは母親と共に、私の診察を受けに来院しました。

「二十歳以降は、寝ていることが多くなった。集中力がない。病気の説明を受けていない」

などと患者さんは言い、

「十年間同じクリニックにかかっている。生活の質を良くできないか」

と母親は希望を述べました。私のもとに転医し、通院治療することになりました。

以下に記したのは、診察時の患者さんと母親の話から、その後の受診状況を追ったものです。

〈初診から一週間後の二回目の受診時〉

患者さん：「（薬を変えてもらって）生活が楽になった。睡眠も丁度良い。でも、言葉が出にくい（認知機能障害）。考えが伝わっている（妄想）」

母親：「会話がよくできた。以前はつらそうだったが、今は大丈夫だ。自発的で意欲的になった」

★私のコメント：症状はまだ十分には改善していませんが、患者さんは以前より病状としては楽になっているようです。

〈五回目の受診時〉

患者さん：「睡眠は六時間。以前は寝っ放しだったのに、今は朝から動けている。**母との会話もできている。**普通に戻ったようで不思議だ。集中力もあり、見張られていることも考えが伝わることもない。十年間は、一体何だったのかと思う」

母親：「あまりの変化にびっくりしている。元気すぎるのでは」

★私のコメント：驚くほど病状は改善しました。母親は慎重な見方をしているようです。

この後、患者さんは患者心理教育に、母親は**家族心理教育に参加**し始めました。

〈七回目の受診時〉

患者さん：「患者心理教育では、同じ体験をした人が話をしているので、ためになる。ジムや図書館に行っている」

母親：「(息子は) 好きなことを楽しんでやっている。親としては、満足している」

★私のコメント：患者さんは前向きに頑張っており、母親の安心が窺えます。

〈十二回目の受診時〉

患者さん：「集中力がつけば良い。読書したり映画を見に行ったりしている」

母親：「家族としか接触していない。アルバイトでもできたらと思う」

★私のコメント：母親は少し欲張りになってきているようです。

〈十六回目の受診時〉

患者さん：「普通に過ごせている。以前はいろんなことが引っかかって、関係づけていた。今は楽だ」

母親：「家族との会話がうまくできている。これまで十年間も流暢に話すことができなかった」

★私のコメント：患者さんは自省できるほど安定しており、母親は十年ぶりの安心を感じているようです。

〈十八回目の受診時〉

患者さん：「毎日デイケアに来ています。家に一人でいるより楽しいです。人に接するとエネルギーがもらえる」

母親：「今までは家族だけだったが、デイケアに来るようになって規則正しく生活できるようになった」

★私のコメント：患者さんも母親も、デイケアの効果を実感しているようです。

〈二十回目の受診時〉

患者さん：「デイケアに通い始めて気分が良くなった。以前は引きこもっていたし、一人でいてネガティブに考えてしまっていた。今は、統合失調症を納得できて受け止められているので、前向きになれる」

母親：「規則正しい生活が送れているので安心だ。でも、一人暮らしをしようとは思わないようだ」

患者さん：「（母と）顔を合わせるとそういう話になる。家を離れるより、仕事をしたいと思っている。前向きだ」

母親：「患者本人は、**とても楽しくやれているので良い**と思う。親も人間関係を作るのが下手だから。**デイケアに行っているだけで良い**のだと思う」

★私のコメント：患者さんは、病識を持ち前向きに生きようとしていて、母親は、lowEE で患者さんに共感し、うまく褒められています。患者さんと母親は、まるで心のキャッチボールをするかのように、会話ができています。

このように、患者さんとご家族は、**診察室で自然な会話**ができ、**それぞれの想いをうまく出せて**います。ご家族は、最近**患者さんだけでなく、自分自身をも客観的に観察できる**ようになっています。また、ご家族は、**病気を受け入れ少しずつ前向きに頑張っている患者さんをうまく認め、褒める**ことができるようになっています。素晴らしいことです。私は、このような診察風景が理想的だと思います。

今後も、患者さんは、慌てることなく母親とうまく相談しながら、回復に向かって進んでいけることでしょう。

5 家族(両親・兄)そろって診察室に入るようになり患者が変わった家族

三十代の女性患者の家族

患者さんは、十二年前に幻聴と被害妄想で発症しました。

翌年、Aクリニックを受診し通院していましたが、病状が改善しないため、四年後、B病院に転院しました。

それから三年後、幻聴と被害妄想が強くなり、落ち着かず、通行人を怒鳴りつけることがあったり、風呂に入れず、日常生活がうまく送れなかったりという状況が続いたため、三カ月間B病院に入院しました。

退院後B病院に通院していましたが、二年が経ったころ、私が勤務するSクリニックに転院してきました。

母親が、家族会に参加し始めました。

最初のうちは、患者さんに母親だけが付き添い、受診していました。患者さんは、診察室でも易怒性（怒りっぽいこと）著しく妄想に支配され、私にも怒りをぶつけてきました。

「八人の声がする。悪口が聞こえる。イライラする。腹の中に子どもが三人いるから、羊水が出てしまうといけないので風呂には入らない。近所の人に物を盗られる。薬をすり替えられているから、薬は飲まない。（自分には）超能力がある」

などと言い、患者さんは幻聴・妄想に振り回され滅裂な状態でした。

一方、母親は、

「（患者さんは）独語が多い。外出しないで、一日中家の中で怒鳴っている。何もしない」

と患者さんに批判的で困り果てていました。母親は、highEEであったと言えます。

そのうちに、患者さんは、母親だけでなく父親と兄にも付いてきてもらって受診するようになりました。

最近は、患者さんは幻覚妄想状態にありながらも、診察室で落ち着いて話ができるようになっており、会話中の表情は、笑顔がみられるほど穏やかになっています。たとえば、患者さんは、

「手芸をしたり音楽を聴いたりしている。でも、つい、（親に）攻撃的になってしまう」

などと、静かに話せるようになり、症状への対処法の説明や反省する言葉も聞かれるようになりました。

母親は、

「（患者が家族に対して、）『ありがとう』と言ってくれるようになったねえ。良くなったねえ」

と**診察中に笑顔で患者さんを褒める**ようになりました。

父親も兄も**笑って患者さんと話し**ながら、私に**近況報告**をしてくれます。

母親は、家族会に出て、**病からの回復には家族みんなの理解と協力が必要だと学び、家族で話し合って、**父親と兄にも**受診に同行**してもらうことにしたのでし

ょう。

母親がlowEEになったことをきっかけに、家庭全体が変化したので、患者さんも変わって病状が改善してきたのだろうと思います。

6 引きこもっている患者と対話し、諦めず慌てず頑張っている家族

二十代の女性患者の母親

一年半前、患者さんは、両親に連れられ私のもとに来ました。

同時に、両親は家族会に参加し始めました。

両親は、家族会で自分たちが十分娘の病気を理解できずにいたために、適切な治療が今までできていなかったことを述べ、自分たちを責めていました。

患者さんは、十年前にイライラし眠れなくなりました。翌年、幻聴・被害妄想や抑うつがみられるようになったため、両親は娘を連れ、Aクリニックを受診し

ました。しかし、次第に、娘は引きこもるようになりました。両親は娘の病気を受け入れられなかったのでしょう、その後、五カ所の病院やクリニックを受診し、十分には治療できていませんでした。

　そのようなことになっていたのは、両親が、娘は精神発達障害ではないかと考えていて、医師から言われた診断名である統合失調症を受け入れることができなかったからです。

　発症から七年経ったころ、両親が患者さんを連れ、私のもとを訪れたのです。患者さんの症状としては、見張られているという被害妄想があってイライラしたり、外出できず引きこもったり、眠れなくなったり、昼夜逆転したり、両親に暴言を吐いたりするということがありました。

　その後、私の治療は継続していますが、時折両親と外出をすることはあっても、なかなか引きこもり傾向は良くなっていません。

　最近、外来で両親はこんなことを言っていました。

「娘は、穏やかだが、外出しようとしないので、自分たちとの三人だけの生活が続いている。それで、将来への展望が見えなくて不安だ。娘は、少し手伝いをしてくれるが、それ以外はゲームばかりしていて何もしようとしない。でも、**慌てないで**いこうと思う。最近も、**何かやってみないかと、娘に声を掛け話し合った**。そして、手始めに**写経をしてみよう**ということになった。それは、一緒に考え決めたことだから熱心にやれている」

ご家族は、家族会で習ったように、患者さんに対して**批判や命令をせず、何事も患者さんと相談**していくことが、患者さんの病からの回復につながるということを実践してくれています。

第5章 患者の入院をめぐっての家族の思い

統合失調症治療では、入院治療の役目は大きなものがあります。しかし、従来のような長期間患者さんを入院させておくような収容型医療は止めなければなりません。入院治療は、なるべく急性期の患者さんに対してだけに行われるものとなるべきでしょう。

現在は、統合失調症治療も通院型医療が中心になってきています。患者さんは、きちんと通院し、症状があってもうまく対処でき、症状に振り回されず病気を管理できれば、それで良いのです。

そのためには、患者さんもご家族も、あるいは、医療者も「統合失調症を治療するとはどういうことなのか」ということに関して意識を変える必要があるのだろうと思います。

さらに、統合失調症治療では、回転ドア現象[8、14、17]といわれるように再入院が多くみられます。しかし、入退院を繰り返していると、患者さんの人生が台無しになりますから、再入院はしない方が望ましいのです。患者さん、ご家族、医師が協力して工夫して、再入院を避けるようにすることも大切です。

ところで、私は、最近、急性期ではないが短期間の入院で行う新しい形の統合失調症の入院医療として、短期教育入院[13、14、18、21]（表7）を実施しています。対象は、病識のない慢性通院統合失調症患者さんです。

発想は、糖尿病治療と同じです。糖尿病治療では、通院している患者の血糖値のコントロールが悪い場合に、薬物調整（インスリンの量の見直し）と患者・家族に対する食餌療法・運動療法の理解を促すための教育入院を行います。統合失調症は、糖尿病と同様に慢性疾患ですから、患者さんの通院治療が適切なものになっていないのであれば、糖尿病に対する治療と同じように、患者さんに入院し

表７．私（著者）が行っている統合失調症の短期教育入院

（1）対象：病識のない慢性統合失調症通院患者

（2）入院期間：1.5 カ月

（3）目的：①病識の獲得
②患者・家族の疾患理解
③薬物治療の適正化
④精神症状の軽減
⑤患者–家族関係の調整
⑥生活習慣改善法の理解

（4）治療システム（医師が主導するチーム医療下で実施する）：
①患者自身による治療経過評価（クライエント・パス：正規のものより早く進行させる）
②患者心理教育（病識の獲得、疾患の理解、治療法特に薬物療法の理解、病状への対処法、生活習慣改善・肥満防止法に関する集団療法である五つのプログラムに参加）
③家族心理教育（疾患・治療法の理解、病状への対処法などを集団で学ぶ家族教室に１～２回参加）
④患者家族合同面接（患者・家族・医師・看護師が参加：入院期間の後半に１回、30 分～１時間；医師–患者間、医師–家族間、患者–家族間のコミュニケーション；医師は随時看護師に意見を求める）

＊現在は、東京の病院でのみ行っている。

てもらいご家族にも協力してもらって、薬物治療の適正化と薬物療法以外の治療法（栄養と運動に関すること）による病状の安定化を図ること、つまり教育入院が有用となるでしょう。

統合失調症の通院治療が適切なものになっていないというのは、患者さんに病識がないがために、薬を十分飲めず病状が不安定で、主治医とうまく相談できていないということです。これでは、当然、患者さんのノーマライゼーションにはつながりません。

ところで、統合失調症患者さんの中で、主治医が処方したようにきちんと服薬できている人は、六割に満たないと言われています。となると、多くの通院患者さんで、ノーマライゼーションを期待することができないとなります。このことを是正するためには、多くの患者さんが、ご家族に協力してもらい一～一・五カ月の短期教育入院を受けた方がよいと言えるでしょう。

このような統合失調症の入院治療の大きな変化がみられる中、ご家族は色々なことを考え、悩んでいるだろうと思います。

以下に、入院治療について考え、理解し行動できた素晴らしいご家族を紹介します。

1　家族心理教育で焦らずゆっくり治療することの大切さを学んだ家族

二十代の女性患者の母親

患者さんは、十年前、不眠・不安・興奮・異常行動が出現し、急性精神病状態となったためA病院に入院しました。二週間の入院治療で退院しましたが、その後一カ月通院したのみで中断してしまいました。

二年後、突然、滅裂状態になってB病院に再入院となりました。約一カ月間入院治療を受けていましたが、病状が安定せず隔離処置が長くなっていたため、母親の希望で私のもとに転医してきました。

B病院からの紹介状では、「母親が、B病院での患者への対応に不満を述べ転院を希望した。母親の面会があるたびに患者の調子が崩れた」とありました。

母親と共に私のもとに来た初診時、患者さんは、

「B病院では、一カ月間ずっと隔離室を出たり入ったりしていた。応援してくる声（幻聴）がする。落ち着かない。いつもと違う音がするから眠れない。皆の声（幻聴）がする。自分でやろうとすると大事な人を失ってしまう（妄想）。家に帰りたい」

などと滅裂に述べ、思考途絶もみられました。

行動制限の必要性が予見されましたので医療保護入院となりました。

母親に対し、家族心理教育である家族教室に参加するよう勧めました。

入院後四日間は、妄想と困惑が強くみられたり、暴力・迷惑行為があったりしたため隔離になっていました。

その後は、次第に一般室で過ごす時間を長くしました。

九日目から患者心理教育に参加しました。

二カ月目、

「以前は、自分の行動が幻聴に影響されることがあったが、今は幻聴はない」

「病気とうまく付き合っていきたい」

と述べるなど落ち着いていましたので、退院しました。

退院後は、現在まで八年間私のもとへ継続して通院しています。

ところで、入院中に母親は、私宛に六通もの手紙を書いてきていました。はじめのころは、回復への焦りがあり、「本人は病院にいるより家での方がニコニコしている。何とかやっていける。（退院して）大変なようなら再入院でもよいので」と治療について十分考えもせず退院を急ぐ内容の手紙でした。しかし、「外泊の回を重ねるごとに（娘は）**良くなってきている。娘本来の姿が見られホッとしている**」と次第に**余裕と安心感が窺える**手紙に変わってきました。

母親は、**家族心理教育**（「家族教室」）**に退院後から参加**しました。家族教室では、

「初めて、統合失調症のことを知った。勉強になった」

「横になっていることが多いが、**家庭でどれくらいの役割を患者に持たせれば**

ヒントとなる家族の対処や言葉を**青字**で示しました。
参考にしてください。

よいのか知りたい」

などと発言し、母親に変化がみられました。

教室終了時の expressed emotion（ＥＥ：家族の患者に対する感情表出）値（family attitude scale という評価法で測定：一二〇点満点で五〇点以下が lowEE。highEE では再発率が高い）は、二点と著しい lowEE となっていました（開始時のＥＥは測定できていない）。

患者さんは、退院後しばらくの間、月二回の割で訪問看護を受けることになりました。そして、患者さんは、訪問看護師に

「母から、もう少しゆっくりやるように言われている」

と話をしたそうです。

母親は、前医では過剰な患者さんへの感情的巻き込まれがみられ、highEE かそれに近い状態であったであろうと考えられましたが、転医後の母親から私への手紙の多さとその内容から判断すると、私の病院でもはじめのころは、母親は退院への焦りが強かったように思われました。母親は、退院の二週間くらい前、患

者さんが本来の落ち着きを見せるようになってから、ようやく余裕を持てるようになったと察せられるほどのＥＥの高い家族であったろうと思われました。

しかし、母親は、退院後からではありましたが、私の家族教室（家族心理教育）に参加し、教室終了時には極めて低い値のlowEEとなっていました。母親は、家族教室で家族の役割を学んで、退院後の患者に、患者と家族による共同作業（母親が手伝う家事）を促し、また、患者を焦らせないような言葉掛けができるようになっていました。

母親が、家族心理教育で、患者さんが焦らずゆっくり治療することの大切さとそのための家族の態度を学ぶことができ、その後の継続治療をうまくサポートできた結果、患者さんは、再入院することなく八年間通院し、安定できているものと考えられます。

2 患者を三十七年ぶりに退院させた家族

五十代の女性患者の母親

母親は、私が行っている家族教室に参加した後、家族会にも熱心に参加していました。

ある時、母親は、私に相談したいことがあるとの理由で、私の外来での面会を求めてきました。

「家族会に出ていて、先生（私）や参加している家族の皆さんの話を聞き、今のままではいけないと思うようになりました。実は、娘（患者さん）を三十七年間ずっと病院に入れっ放しにしているんです。もし、先生が外来で娘を診てくれるのなら、思い切って娘を退院させて、家で面倒を見ながら、少しでも娘が病から回復できるように、家族として頑張っていきたい」

と言われました。私は、三十七年間入院していた患者さんを退院させるという決定に驚きました。

その時、母親が私に説明した患者さんの様子は、以下のようでした。

患者さんは、高校二年生の時、奇異な言動と両親への暴力がみられるようになったため、A病院に三カ月間入院しました。

その後、退院しましたが同じ年に一カ月間B病院に再入院しました。

その翌年に、大声で騒いだりするためC病院に三度目の入院となりました。そのC病院にずっと継続して入院しています。

最近ではC病院の療養病棟での治療が長期間になっていて、患者さんは、何をするでもなく何を話すでもなく自室ベッドで横になって過ごしており、時々強迫的にこだわりが強くなって言うことを聞かなくなったり、入浴を拒否したり、トイレに閉じこもったりの問題行動もみられているようです。また、糖尿病や仙骨《せんこつ》部褥瘡《ぶじょくそう》や極度の便秘症の合併があります。

患者さんは、年二回、お盆と正月の二回外泊するのみで、入院後一度も退院することなく三十七年間継続して入院しています。飲んでいる抗精神病薬の一日の用量は、クロルプロマジン換算（抗精神病薬の力は、その薬の用量を統合失調症治療で一番初めに使用できるようになったクロルプロマジンという薬の用量に換算して表す）で一四〇〇ミリグラムという大量です。

私は、このような母親の話から判断すると、患者さんは外来で診ていくのは困難な状況にある可能性も高いのではと考えましたが、母親の熱心さには応えるべきだろうと思い、外来での診療を引き受けることにしました。

それから約一カ月後、母親は娘さんを退院させました。母親がC病院で退院を申し出たとき、主治医に

「退院させるのなら、その後どうなっても、もう一切面倒を見ない」

とまで言われたそうです。その主治医からの紹介状には、まさしく入院をし続けている患者さん特有の病状が書かれていました。

退院した翌日、患者さんは、母親と一緒に私の外来を訪れました。患者さんは、

「退院して良かった。幻聴はない。家では、のんびりできている」

と述べました。

その後は、患者さんは母親に連れられ、規則的に私の外来に来ています。受診時には、言葉は少なく表情は乏しいものの、母親に促されてではありますが、きちんと私に挨拶してくれますし、不穏になることもありません。

母親の「幻聴はずっとあるようで、大声は出さないが、独り言がある。よくテレビの前に座って新聞を読んでいて、読んだ後も新聞を放そうとしないことがある。考え込んで動かないときがある」という話から、患者さんには、心配な問題行動はあるようですが、ご家族が家で面倒を見られないというほどのことはないようです。また、最近では、

「（患者は）イライラすることはなく、通院を拒否することはない。（患者を含めて）**親子三人で散歩**している。（患者は）風呂に入っているし、外食もできている。**甥や姪から積極的に声を掛けてもらって**いることもあって、（患者は）家族ともうまく関われるようになっている。（患者は）甥や姪に『頼むよ』と言うなど、コミュニケーションはうまくできている。褥瘡はすっかり治っている」

と母親は述べています。

家での患者さんの生活は落ち着いていて、ご家族が退院時に不安であったことは大丈夫のようです。患者さんは、ご家族の協力でうまく生活できていて、入院時より良い意味で動きが出てきているようです。現在、患者さんが飲んでいる抗精神病薬の一日の用量は、クロルプロマジン換算で九五〇ミリグラムと、入院中の薬用量と較べると三〇％ほど減らすことができています。

退院後半年が経過した現在、母親は「先生（私）が診てくれなかったら、ずっと娘（患者さん）を病院に入れたままだったと思う」と述べています。

母親は、家族心理教育と家族会で、私がいつも言っている「患者さんに**幻聴や妄想などの症状があってもいいいん**だ。患者さんが、**病気を管理して健常人と一緒に暮らせる**ようになること（**ノーマライゼーション**）が治療目標として大事だ。家族はいつも**愛の距離**で患者と関わっていくことが大切だ。**患者さんの生きる力（レジリエンス）に働きかけていこう**」ということを学び、「三十七年ぶりの**退院**」**を決めた**のだろうと思います。本当に頭が下がります。大したものです。

3　家族心理教育をきっかけに患者が教育入院し病識を持つことができた家族

三十代の男性患者の母親

母親は、息子は七年間通院し薬を飲み続け外来作業療法に通っているが、これで良いのだろうかと考えました。母親は、息子さんには病識がないことが常に気に掛かっていたのでしょう。それで、私の主宰する家族心理教育に参加することを決意しました。母親は、息子さんの変化を期待したのだろうと思います。

患者さんは、二十年前に、行動がまとまらなくなりＡ病院を受診しました。四年後に二カ月入院しました。

退院後Ｂ病院に転院し、通院を継続するとともに作業療法に通っていました。それから七年経ったころ、母親が、私が勤務病院で行っている家族心理教育（「家族教室」）とその後のエンドレスの家族会に参加し始めました。

患者さんは、母親を車に乗せて病院まで来るのですが、私の前には現れず病院の待合室で、家族教室が終わるのを待っているということを続けていました。

二年後、患者さんが私に「診てほしい」と言ってきました。

初診時、動作と発語が緩慢で、自閉的生活と行動範囲の狭さが認められました。この時に、私は患者さんに病名告知をしました。しかし、長期間、患者さんは治療の変更（B病院での処方からの薬の変更、私の患者心理教育への参加、作業療法場所の私の病院への変更）を拒否していました。

四年前、患者さんが

「半年前からイライラ・憂うつが強い。物音が気になる」

と精神的不調を述べましたので、私は短期教育入院を提案しました。患者さんは一旦は拒否しましたが、一週間後に短期教育入院を受け入れ任意入院しました。

患者さんは、すぐにクライエント・パスを開始し、入院十三日目から患者心理教育に参加し始めました。一カ月の入院中に、患者心理教育の四つのプログラムに一、二回ずつ参加しました。

十四日目、

「昨日のビデオ（『幻聴君と妄想さんを語る会』）は明るくて、印象的だった。病気に負けないビデオの人のように頑張りたい。うまくコントロールして自立していきたい」

と言い、二十日目、

「（「幻聴君と妄想さんを語る会」で）初めてビデオを見た後良くなったと思う」

と言い、二十八日目、

「入院して良かった。A病院とB病院では、病名告知を受けなかった。初診の時（七年前）に、先生（私）に病名告知を受けたが認識できていなかった。患者心理教育で勉強して統合失調症についてよくわかった。統合失調症とうまく付き合っていける」

と言い、一カ月の間に患者心理教育に参加して病識ができ病状が改善したことを述べていました。

母親は、教育入院中の患者家族合同面接（入院十七日目）で、私とスタッフを交えて、患者さんと一時間話し合いました。患者さんが、

「母親と一緒に喫茶店にコーヒーを飲みに行って、その店で他のお客さんと話がしたい。母親に協力してもらいたい」

と希望を述べたところ、母親は、たやすいことだと了解しました。

入院三十一日目に退院しました。退院時、患者さんは

「入院してリラックスでき、以前より話ができるようになった。自分で病気を管理して母の手助けをできるようになりたい。母、兄弟、父、近所の人の順に話せるようになりたい」

と話し、病状の改善から来る自信の回復と前向きな態度がみられました。入院前の動作や発語の緩慢さはなくなっていました。

患者さんは、退院後四年間、現在まで私のもとに継続して通院しています。今も母親と一緒に喫茶店にコーヒーを飲みに行っています。

母親が、思い切って私の家族心理教育に参加し始めたことが、病識のない患者さんが患者心理教育をメインプログラムとする短期教育入院を受け入れるきっかけとなったと言えるでしょう。その結果、患者さんは病識を持てるようになった

と言えます。

4　教育入院をさせるために老人ホームへの入所を中止した家族

四十代の女性患者の母親

母親は、七十代後半で患者さんと二人で暮らしています。母親は、私に患者さんの治療を任せたいとのことで来院しました。

母親は、すでに老人ホームに入る予定をしていましたが、私の教育入院という治療方法を知り、患者さんの治療を優先するために、老人ホームに入ることを中止しました。教育入院は患者心理教育と家族心理教育が柱になっていますので、母親は自分も私の病院に来て頑張る必要があると判断し、老人ホームのことは先送りにしたのだろうと思います。

患者さんは、十二年前にうつ状態で発症し、その六年後には幻聴があり緊張がひどくなりました。

一年前には、幻聴・被害妄想・イライラ・易怒性亢進がひどくなりA病院に二カ月入院しました。

退院後も症状は改善せず、B病院に二回再入院しました。

その後は、一週間に一度作業所に出かける以外は、ずっと家の中にいて一日中布団に入って横になっていました。患者さんは、起きている時は、いつも母親の横にいるなど、かなり母親に依存的になっていました。

患者さんは、初診時、私に

「頭の中がまとまらない。テレビが自分に関係していると思ってしまう。幻聴がある。集中力がない。やる気が出ないので、横になっている。幻聴がひどくなるのではと怖いので外出したくない。作業所に行くのも苦しい。この先が不安だ」

と言いました。教育入院としました。

入院後一週間目から患者心理教育に参加し、クライエント・パスを開始しまし

た。患者心理教育の四回目を参加し終えた入院一カ月目のころ、

「やる気が戻ってきた。幻聴はないし、見張られているというのもない。外泊したい」

と病状の改善がみられましたので、外泊することになりました。外泊から帰院して
「母が喜んでくれた。安定している。自分が退院して一年間は、母は老人ホームには入らないようだ。母が老人ホームに入った後は一人暮らしになる」

と述べていました。母親は、入院前と比べ、依存的ではなくなった患者さんに安心したようです。退院時には、

「まあまあまとまっている。病気のことが少しわかってきたので、病気の管理をうまくやっていきたい。気分は良くなっている。前向きに行けそうだ」

と述べ、元気になっていました。入院期間は二カ月でした。

退院後の外来で、患者さんは
「調子はまあまあだ。あまり落ち込まなくなった。自分のことは自分でやり、

用事があれば一人で出かけている。前よりスムーズに母と話ができるようになった。母も良くなったと言ってくれる。母は、老人ホームに入るのをやめたようだ」

などと話していました。

母親は、入院中に**家族心理教育に参加**し、その後は**継続して家族会に参加**しています。母親は、小さなからだをくの字に折り曲げ、毎回参加しています。そして、母親は、家族会で患者さんの近況を話し、**家族会で話し合われたことを、その都度、患者さんに話している**ようです。

今回の教育入院は、十分ではありませんが患者さんの病状を良くし、患者さんと母親の関係を**依存の関係から相談の関係に**変えられたように思います。

第6章 「真似」をして「変身」しましょう

本書では、私が、家族会で出会って印象的であったご家族、いつも外来の診察室で感心させられているご家族、患者さんの入院を介して私が関わって、心に残っているご家族をたくさん紹介させていただきました。紹介したご家族は、今は皆さん前向きに生きている素晴らしい人々ですが、家族心理教育や家族会に参加する前は、おそらくすべての方が、統合失調症の患者さんを持ったことで、苦悩し、悲観して涙を流し、不安で重荷に感じ、途方に暮れ、何とかしてほしいと叫びたくなるような状況が続いていたことだろうと思います。

しかし、これらのご家族は、幸運にも家族心理教育や家族会で、同じ状況にある他の家族を知ることができ、その家族の話を聴いて大きく影響されて、ご家族の統合失調症治療についての考えや患者さんとの向き合い方や家庭の在り方を変えることができたのだろうと思います。

これらのご家族の変化は、無理に作り出したのではなく、他の家族がしている方法を手本として見習って行動した結果、自然と生じたものであろうと思います。ですから、紹介したご家族は、はじめから理想的であったのではなく「真似」をした結果「変身」し理想的になれたのです。このご家族の「変身」は、必ず患者さんの人生をより良いものにすることにつながるだろうと思います。

このように、真似をすることは大切なことです。

では、ここで、真似をすると良い家族の特徴をまとめておきたいと思います。

1. 患者に対し受容と共感ができている

患者に対する家族の基本は、受容と共感です。患者をいつも受け入れ、患者の立場で、つまり患者の視点で物事を理解することが大切です。受容と共感ができている家族は、患者に寄り添うという態度を維持できるようになります。

2．LowEE を唱えて心掛けている

いつも lowEE を自分に言い聞かせながら患者と相対して行くくらいが良いでしょう。どうしても、患者の様子にイライラしたり、嫌なことを言ったりしてしまいがちですから。LowEE は、患者をサポートする家族の基本態度です。

3．患者と愛の距離を取れている

LowEE 家族であるためには、患者を批判して突き放してはいけませんし、患者にべったりでもいけません。つまり、いつも同じ距離から患者をサポートすることが大切です。この距離が、愛の距離です。しかし、この愛の距離は一定ではありません。治療の初期は、かなり接近した距離でしょうが、自立の時期はゆるやかな関係の距離となるでしょうし、親亡き後はその距離は無限大となるでしょう。

4．患者を叱るのではなく褒めている

患者のできないことを叱るのではなく、患者がどんな小さなことでもできたことを褒めることが大切です。患者は、褒められることにより、自信を高め、回復に向かう力であるレジリエンスを強めていくことができます。

5．患者に問い掛けるのではなく、声掛けをしている

患者が、幻聴に聴き入っていたり症状に振り回されていたりするときには、「何をしているの？」と問い掛けるのではなく、「お茶でも飲もうか」と声掛けをすることが大切です。これが、患者に不快感を持たせずに、スムーズに現実世界を意識させる方法です。

6．患者に指示するのではなく、患者の相談に乗れている

何事についても、家族の考えを患者に押し付けるのではなく、患者と相談し

て決めることが基本です。家族が、穏やかに患者の話を聴き、相談に乗ってあげて、時間をかけて患者と一緒に結論を出していくことが大切です。

7. うまく患者とのコミュニケーションができている

日常の些細なことでも話題にして、患者と話をすることが、患者が誤った心の世界にとどまることを少なくし、現実世界に生きる力を増すことにつながります。

8. 患者のレジリエンスを高める対応ができている

患者が病気を克服して自分の人生をしっかり生きようとする力（レジリエンス）を高められるようになるには、患者が家族を信頼し安心できることが必要です。そのためには、家族は患者に寄り添って行くことが大切です。

9. 患者の回復への相棒のように二人三脚で頑張っている

患者一人で回復のための努力を続けていくことは、なかなか大変です。回復へ向けて、家族が患者と一緒に考え、場合によっては患者と一緒に行動できることが、必要な時期があります。

10. 家族が患者に付き添って外来診察室に入っている

統合失調症の治療目標は社会性の回復ですから、診察室で患者と家族が話をしながら診察を受けるという態度は、主治医にとっては患者の日常がよくわかり診療の助けとなります。それにより、主治医は、患者に対して日常生活に即した回復のための助言を一層うまくできます。

11. 家族の仲間ができている

仲間と話をすることで、自分だけではないと感じることができ、孤立感や不安を少なくすることができます。家族は、話をすることで心が軽くなり、笑顔を取り戻すことができます。

読者の皆さんも本書で紹介したご家族の在り方を真似て、是非変身してください。そう簡単ではないかもしれませんが、繰り返し頑張ってやってみましょう。

文献

(1) 渡部和成：患者・家族心理教育は統合失調症の長期予後を良好にする Ⅰ．ビデオを利用した認知集団精神療法の統合失調症治療における効果．臨床精神薬理、七巻：一三四一―一三五三頁、二〇〇四年

(2) 渡部和成：患者・家族心理教育は統合失調症の長期予後を良好にする Ⅱ．家族心理教育の統合失調症治療における効果．臨床精神薬理、七：一三五五―一三六五頁、二〇〇四年

(3) 渡部和成：薬物療法と患者・家族心理教育からなる統合的治療が功を奏した統合失調症の一例．精神科治療学、二〇巻：一七五―一八二頁、二〇〇五年

(4) 渡部和成：患者と家族に対する心理教育への継続参加が再入院防止に役立っている外来慢性期統合失調症の一症例．精神科治療学、二〇巻：六一三―六一八頁、二〇〇五年

(5) 渡部和成：家族教室後の Expressed Emotion 値に影響する因子と教室参加家族における患者の予後について．精神科治療学、二〇巻：一一五一―一一五六頁、二〇〇五年

(6) 渡部和成：新しい統合失調症治療―患者と家族が主体のこころの医療．アルタ出版、東京、二〇〇六年

(7) 渡部和成：初発および再発統合失調症の急性期入院症例におけるクライエント・パス（患者による治療経過評価）を利用した治療経過の特徴．精神医学、四九巻：一六一―一

六九頁、二〇〇七年
(8)渡部和成：統合失調症をライトに生きる―精神科医からのメッセージ．永井書店、大阪、二〇〇七年
(9)渡部和成：統合失調症入院患者の家族の心理教育への参加態度と退院後一年非再入院率との関係．精神医学、四九巻：九五九―九六五頁、二〇〇七年
(10)渡部和成：統合失調症における退院後三年通院率にみる患者・家族心理教育の効果．臨床精神医学、三七巻：六九―七四頁、二〇〇八年
(11)渡部和成：Olanzapine あるいは risperidone 単剤で入院治療を行った統合失調症患者の退院後の非再入院率と通院単剤治療継続率の検討．臨床精神薬理、一一巻：一五〇五―一五一四頁、二〇〇八年
(12)渡部和成：統合失調症家族のＥＥ（感情表出）と家族心理教育の効果との関係．精神神経学雑誌、二〇〇八年特別号、Ｓ三六四
(13)渡部和成：病識のない慢性統合失調症通院患者に対する短期教育入院の試み．精神科治療学、二四巻：一三三三―一三三七頁、二〇〇九年
(14)渡部和成：統合失調症から回復するコツ―何を心がけるべきか．星和書店、東京、二〇〇九年
(15)渡部和成：統合失調症患者と家族への心理教育は五年非再入院率を高める．精神神経学雑誌、二〇〇九年特別号、Ｓ四九九
(16)渡部和成：統合失調症治療における「ビデオ利用型認知集団精神療法」の治療的意義．精神神経学雑誌、二〇〇九年特別号、Ｓ四九九

(17) 渡部和成：統合失調症に負けない家族のコツ―読む家族教室．星和書店、東京、二〇一〇年
(18) 渡部和成：図解決定版　統合失調症を乗りこえる！正しい知識と最新治療．日東書院本社、東京、二〇一〇年
(19) 渡部和成：Olanzapineと「教育‐対処‐相談モデル」．MARTA、九巻：一八―二一頁、二〇一一年
(20) 渡部和成：患者さんが病識をもてるようになることは大切なことです．月刊みんなねっと、四九：一四―一七頁、二〇一一年
(21) 渡部和成：統合失調症からの回復を願う家族の10の鉄則．星和書店、東京、二〇一一年
(22) 渡部和成、堤祐一郎：Aripiprazole内用液と心理教育による統合失調症治療が服薬アドヒアランスの確立に効果的であった統合失調症入院患者の一例．臨床精神薬理、一二巻：二一七五―二一八一頁、二〇〇九年

おわりに

全国の統合失調症の患者を持つご家族の皆さん、最後まで本書を読んでいただき有難うございました。

いかがでしたか。皆さんは、今勇気づけられ希望を持たれ、よし自分も頑張っていこうと思われたことだろうと思います。患者さんの病からの回復に向けて、必要があれば今までのご家族の在り方や患者さんとの付き合い方を少しずつ変えていきましょう。

皆さんは、本書で紹介したご家族の真似をうまくできそうですか。真似をすることで、ご家族の皆さんの心が、安心と自信で少しでも軽くなり、そして、そのことが少しでも患者さんの回復につながることを期待しております。

ここで紹介したご家族は、家族心理教育と家族会で「長い間」(一番長い人は十年間です)、私や他の参加家族と一緒に、統合失調症の治療と回復についていろいろなことを悩み、話し合い、考えてきた方ばかりです。そうして、これらのご家族は、ようやくお互いの真似ができるようになっているのです。真似ができるようになるのにも時間がかかります。

あるご家族がこんなことを言っています。「家族が患者とうまく付き合っていくのは、なかなか難しいものです。先生の話を六年間聴いていますが、ようやく最近、先生の言う『嘆かず、焦らず、諦めず』という態度を取れるようになって、自分たち家族は、患者が安心できるような家族に変われた気がします」と。人が変わるには時間がかかるものです。

ですから、読者の皆さんも焦らずに諦めずに、「時間をかけて」繰り返し本書を読んで、真似ができるようになってください。

読者の皆さんの本書に関する忌憚のないご意見やご感想をいただければ幸いに存じます。

最後に、本書の企画から出版まで、変わることなく励ましと助言をしていただいた星和書店の石澤雄司社長と編集部の桜岡さおり氏に心より感謝致します。

平成二十三年十一月

渡部和成

◆著者略歴

渡部和成（わたべ　かずしげ）

1951年愛知県生まれ。1977年3月名古屋市立大学医学部卒業。同年4月愛知学院大学歯学部助手（大脳生理学）、1982年12月同講師。この間の1981年から1982年、アメリカ・カリフォルニア工科大学生物学部リサーチフェロー（神経生物学）。1987年4月八事病院（愛知県）精神科医師、1997年9月同副院長。2009年4月恩方病院（東京都）副院長。2012年4月より北津島病院（愛知県）院長代行就任予定。

医学博士。専門は統合失調症治療。

著書には、『新しい統合失調症治療―患者と家族が主体のこころの医療』（アルタ出版、2006年）、『統合失調症をライトに生きる―精神科医からのメッセージ』（永井書店、2007年）、『統合失調症から回復するコツ―何を心がけるべきか』（星和書店、2009年）、『統合失調症に負けない家族のコツ―読む家族教室』（星和書店、2010年）、『図解決定版　統合失調症を乗り越える！　正しい知識と最新治療』（日東書院本社、2010年）、『統合失調症からの回復を願う家族の10の鉄則』（星和書店、2011年）がある。

学術論文は、臨床精神薬理、精神科治療学、精神医学、臨床精神医学の4誌に多数発表している。

第4回臨床精神薬理賞優秀論文賞受賞（2008年）。

統合失調症患者を支えて生きる家族たち

2012年2月20日　初版第1刷発行

著　者　渡部和成
発行者　石澤雄司
発行所　株式会社星和書店
〒168-0074　東京都杉並区上高井戸1-2-5
電話　03（3329）0031（営業部）／03（3329）0033（編集部）
FAX　03（5374）7186（営業部）／03（5374）7185（編集部）
http://www.seiwa-pb.co.jp

　ISBN978-4-7911-0798-8